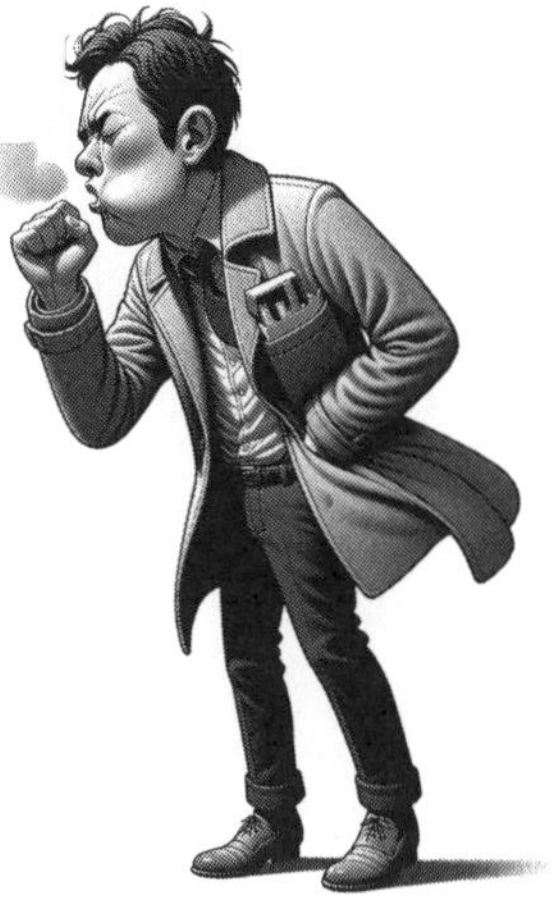

咳・息切れが少しでも気になったら読む本

小林裕康
KOBAYASHI HIROYASU

幻冬舎MC

はじめに

「最近咳《せき》が出るのはたばこのせいかな、でもいつかやめれば治るだろう」
「駅まで歩くだけで息切れがするようになったけど、年だから仕方ない」

咳は、気道に入ってきた異物を外に出そうとする体の防御反応です。風邪をはじめとした感染症が原因の場合もありますが、冷気やたばこの煙、あるいは年をとってのどの機能が衰えることなどで引き起こされるため、即座に深刻な病気と結びつける人は多くはありません。息切れも同様で、加齢による肺の機能の低下によるものだろうと判断されて「いつものこと」「年をとれば仕方がないもの」と、ついつい見過ごされてしまいがちです。

しかし、咳・息切れの症状の裏には、死に至るような深刻な肺の病気が隠れている可能性があるのです。例えば肺がんはがんのなかでも3番目に罹患《りかん》数が多く死亡数はトップですが、いちばん自覚しやすい初期症状は咳です。そのほか乾いた咳や発熱などの風邪のような症状が現れる間質性肺炎では、急激に進行し命に関わる場合もあります。また

ＣＯＰＤ（慢性閉塞性肺疾患）のような進行性の病気では、気づかないうちに肺の組織が少しずつ壊れてしまい、元の健康な肺には戻れない状態にまで進んでいるケースもあります。その結果、ひどい咳・息切れ・息苦しさに悩まされるようになり呼吸がしにくくなります。おもな肺疾患のうち、ＣＯＰＤだけに限っても、潜在患者数は全国で５３０万人に上ると推計されています。

私は大学を卒業後、米国留学や大学病院での勤務を経てさまざまな呼吸器疾患の診療や研究に携わり、呼吸器内科医としての専門性を身につけ、現在は三重県亀山市で呼吸器内科クリニックを運営しています。自身のクリニックを開院してからは呼吸器を中心にのべ４万人を超える患者を診てきました。

長年、呼吸器を専門にしてきた医師としていえるのは、咳・息切れは単に加齢による変化ではなく肺の病気によるものが大多数であるため、早めに受診し原因を突き止めるべきだということです。

本書では咳・息切れが肺がんや間質性肺炎などの命に関わる病気の可能性があることを警告するとともに、具体的な病気の症状や治療法について解説をしています。本書を通して一人でも多くの患者が早期治療を受け、重篤な肺の病が減ることを願ってやみません。

咳・息切れが少しでも気になったら読む本　目次

［第5章］ 早期の治療で肺を守る！
さまざまな肺の病気の症例別治療法

［第１章］

「年だから」「いつものこと」と思って放置するのは危険！
あなたの命を奪う咳・息切れ

「咳なんて、いつものことだから大丈夫」――に潜む危険

新型コロナウイルスが大流行した2020年以降、私たちの健康意識も大きく変わってきています。以前に比べて咳やくしゃみに敏感になっている人も多いことと思います。先日も電車内で急にゴホッゴホッと激しく咳き込み始めた人がいました。すると顔をしかめてにらむ人、慌てて場所を移動する人、マスクをつけ始める人も……。あまり過剰に反応するのはどうかと思う一方、感染症から自分自身や身近な人を守りたいという願いは誰しもありますから、やむを得ないとも感じます。

反対に、人の集まる場所で自分が咳をしてしまったときも大変です。周りの人々のとがめるような視線にさらされ、慌てて何とか抑えようとしても自分の意志ではどうすることもできません。せいぜい下を向き、マスクの上から手で押さえてみたり、マスクがなければハンカチで口を押さえたりするくらいです。

電車内のように一時的な場所はまだいいですが、職場などの長時間を過ごす屋内環境では、咳が続く人はさらに肩身が狭くなります。実際に「職場で咳をすると、周りの目が気

になる」と訴えて医療機関を受診する人は増えています。呼吸器を専門とする私のクリニックでもそうした患者が一定数来院します。新型コロナが医療機関を受診する動機付けになっているのであれば、それは決して悪いことではありません。

しかし一方で、長く咳が続いているのにそれが当たり前になっていて、自分自身でも気づいていない人もいます。特にたばこを吸う習慣のある人では「ちょっとした咳や痰《たん》（分泌物）は、いつものことだから」という感覚で咳の症状を見過ごしている人が多いと感じます。

一般的に人は急激な体調変化があり、強い不安や生活上の支障が生じたときに医療機関を受診します。感染症にかかって激しい咳で夜も眠れない、といった大きな変化があれば「お医者さんで診てもらおう」となります。けれども、咳は出るが少し経てば楽になる、動いたときに息切れがあったが休んだら治まったというような場合、「いつものこと」として放置してしまう傾向があります。現役世代であれば、仕事が忙しいなかで「たかが咳くらい」と無視してしまうこともあると思います。また性格的に負けず嫌いの人の場合、他人に弱みを見せたくないといった心理も働きます。

このように咳以外に具体的な症状がない場合、「咳はたまに出るけど、それ以外は気になることはないし、大丈夫だろう」と軽く見て安心しようとする〝正常性バイアス〟が働いてしまうのです。

しかし、「咳なんていつものこと」と軽く見ていた結果、それが重大な病気につながる事例は決して少なくありません。体の異変に気づいて病院で検査を受けた結果、病気によって肺が致命的なダメージを受けていたり、場合によっては末期の肺がんにかかっていたりすることがあるのです。たかが咳、されど咳——咳や痰は重い病に進行する危険を警告する体からのシグナルなのです。

止まらない咳や日常生活の息切れは、肺疾患のサイン

咳が続く原因で、一般の人に最も身近なのが新型コロナやインフルエンザ、風邪などの感染症です。こうした感染症にかかると咳やくしゃみ、鼻水、鼻づまり、発熱などのいわゆる風邪症状が生じます。しかし通常は1～2週間もすれば自然に咳などの症状は治まり

ます。

ところが風邪は治ったはずなのに咳が残っている、あるいは特に思い当たる原因がないのに咳が続くというときは、肺、もしくは気管支になんらかの異常があり、病気の前兆とも考えられます。止まらない咳の背後には、気管支喘息《ぜんそく》や肺炎、肺がんなどの重い病気が隠れている可能性が高いのです。

先日来院した27歳の男性の場合は、以前から風邪のあとに痰のからむような湿った咳が残ることがありました。今回も1カ月ほど前にのどの痛み、鼻水、37℃台の発熱があり、近くの医院で風邪として治療を受けて一度は症状が軽減しました。しかしその後になって夜間や早朝に激しい咳や喘鳴《ぜんめい》（ゼイゼイ、ヒューヒューという呼吸音）が起こるようになったといって受診してきたのです。私があらためて診察・検査をしたところ、気管支喘息を起こしていることが判明しました。

また53歳の男性の症例もあります。この患者は職場の健康診断で高血糖を指摘されたことがあるものの、それ以外は特に大きな病気の経験はありませんでした。「最近、咳と痰が多くなり、疲れやすい」という自覚症状で近くのクリニックを受診しましたが、そこで

［図表1］咳嗽《がいそう》を来す症例

53歳 男性

- 主訴：湿性咳嗽
- 現病歴：以前の健康診断にて高血糖を指摘されたものの、そのまま放置していた。最近、咳嗽・喀痰、易疲労感が出現してきたため、近医受診。胸部X線にて異常影を指摘され、さらなる精査目的で当科紹介受診となった。

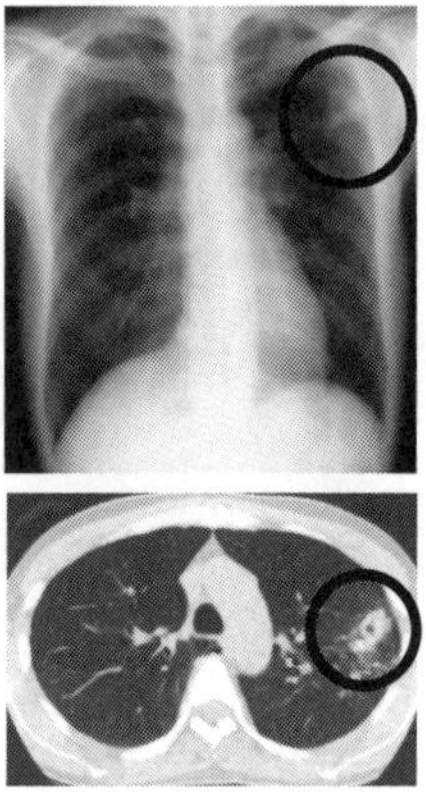

左肺上葉に空洞を伴う陰影に加えて、その周囲には散布性の粒状影が散見される。喀痰検査で肺結核との診断に至る。

受けた胸部X線（レントゲン）検査で異常な影を指摘され、精密検査のために来院しました。私のクリニックでさらに画像検査や喀痰《かくたん》検査を行った結果、肺結核との診断になりました。肺結核というと昔の感染症というイメージがあるかもしれませんが、今でも中高年世代を中心に一定の感染者がいますから注意しなければなりません。

　こうした咳の異常だけでなく、日常生活のなかでの呼吸状態の変化も決して見逃すことのできないサインです。よく息切れや息苦しさを「年のせい」

と思っている人もいますが、必ずしもそうとは限りません。もちろん加齢によって肺や呼吸機能も少しずつ衰え、酸素を取り込める量が少なくなっていきます。そのため酸素をたくさん必要とする激しい運動をすると、息切れや呼吸困難が起きてくるようになります。

もちろん加齢に伴い呼吸機能は少しずつ衰えて、若い時には感じなかった息切れや呼吸困難が起きてくるようになりますが、高齢者であっても健常人では日常生活に困るほどの息切れを感じることはあまりありません。しかし一方で、まだ高齢とはいえない40～60代の人で少し動くだけで息苦しくなり、休憩を挟まないと次の行動に移れない場合には、何らかの肺の病気が隠れている可能性があります。

典型的な症例に64歳男性のケースがあります。ガラス工場に長く勤務しているベテラン工員で、既往としては糖尿病と脂質異常症があり薬を飲んでいました。現在、喫煙習慣はないものの20～60歳までの40年間、20本／日の喫煙歴がありました。「乾いた咳があり、動いたときの息苦しさが強く、平坦《へいたん》な道を歩いていても息切れが出てきた」とのことで近所の医師からの紹介で来院しました。

酸素飽和度を調べる装置を付けてもらい24時間モニタリングしたところ、トイレに入る

［図表2］呼吸困難を呈した症例

64歳 男性

- 主訴：労作時息切れ
- 現病歴：糖尿病・脂質異常症にて、近医加療中のところ、乾性咳嗽・平坦な道での歩行にも息切れ出現。精査のため、当科紹介受診となる。
- 既喫煙者：20～60歳まで、20本/日
- 職業歴：ガラス工場勤務
- 現症：酸素飽和度 92%、
呼吸音：吸気終末期に捻《ねん》髪《ぱつ》音

胸部CTにて、肺野には多数の気腫性病変と下肺野を中心に肺線維化を示唆する間質性陰影が混在している。COPDと間質性肺炎の合併例であり、CPFEともいう。

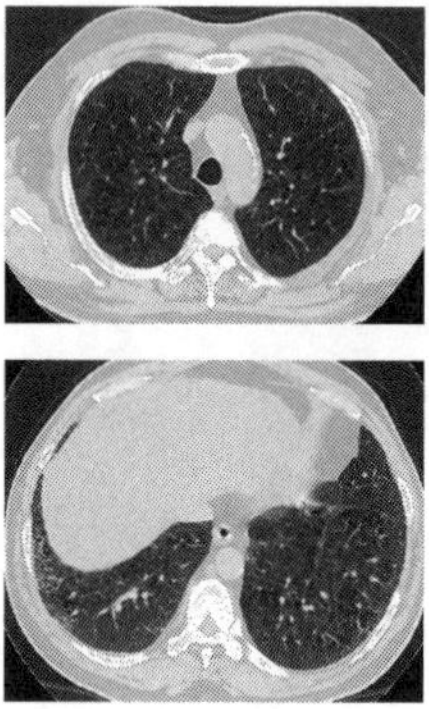

動作だけでも酸素が下がり、息苦しさが生じていることが判明しました。

　おそらく日常生活でも相当に苦しさがあったはずですが、我慢を続けていてその状態に慣れてしまっていたのだと思います。胸部CTを見ると肺全体に病変が及んでいて、間質性肺炎とCOPD（慢性閉塞性肺疾患）を合併していると分かりました。「ここまで病気が進む前にもっと早く受診してほしかった」というのが私の率直な思いです。

隠れて進行する〝ＣＯＰＤ＝たばこ病〟

咳や息切れの症状を起こす病気にはさまざまなものがあります。そして非常に危険なことは、仮に毎年職場の健康診断を受けていたとしても、肺の病気が見過ごされてしまうケースが少なくないという事実です。

特に症状が進行した状態になって発見されることが多いのが、ＣＯＰＤ（Chronic Obstructive Pulmonary Disease：慢性閉塞性肺疾患）です。ＣＯＰＤを一言でいうと、有害物質の吸入などが原因で少しずつ肺の機能低下が進んでいく病気です。この有害物質の代表はたばこです。日本のＣＯＰＤ患者の９割はたばこが原因とされており、別名「たばこ病」とも呼ばれます。

ＣＯＰＤは、職場の健診などでよく行われる胸部Ｘ線検査や血液検査などでは早期発見が難しいのも特徴です。肺のＸ線検査では目立つ異常が見当たらず、咳などの自覚症状もそれほどないのに、ひそかに肺の機能低下が進んでいるという〝隠れＣＯＰＤ〟が少なくないからです。私がそれを実感したのが、若い頃に行った住民の集団健診です。

私が自治医科大学医学部を卒業し、初期研修を終えて赴任したのが三重県南牟婁郡紀和町（現熊野市）という山深い地域です。自治医科大学は「医療の谷間に灯をともす」を理念に掲げ、いわゆる僻地《へきち》医療、医療に恵まれない地域の住民の医療・福祉に貢献する医療人材を育成しています。私も地域住民を支える医師になりたいという思いで地域医療に従事していました。

当時の紀和町はすでに若い世代が町を離れ、高齢化が進んでいました。山間部なので坂道も多く、70～80代で息切れを訴える人が多数いました。当時の高齢世代が若い頃は「たばこは大人の男のたしなみ」であり、20～30代の喫煙率が70～80％にも及んでいた時代です。息切れがありながらたばこを吸い続けている人も多く、症状を自覚するずっと前から肺の機能低下が進んでいた可能性があります。

ＣＯＰＤを含む慢性呼吸器疾患は安静にしているときは特に症状がなく、動いたときに低酸素や息苦しさの症状が現れるのが特徴です。そのような兆候を拾い上げるために、日頃医療機関を定期受診していない住民３６０人（平均年齢66・03歳、安静時酸素飽和度

［図表3］歩行中に酸素低下を来した疾患の割合

360人中、41人が歩行中に低酸素状態となった

歩行中に酸素飽和度が低下した群としなかった群の比較

	SpO2 低下群 n=41	SpO2 非低下群 n=319
年齢	65.77 ± 8.57	66.07 ± 9.56
酸素飽和度（%）		
安静時	96.46 ± 2.06	97.40 ± 1.15
最低値	86.26 ± 3.49	95.07 ± 1.69
ヒュー・ジョーンズの息切れスコア	1.34 ± 0.81	1.30 ± 0.64

両群間には歩行時酸素飽和度の最低値を除き、有意な差はなく、歩行試験を行うことで潜在する呼吸器疾患患者の存在が明らかとなった。

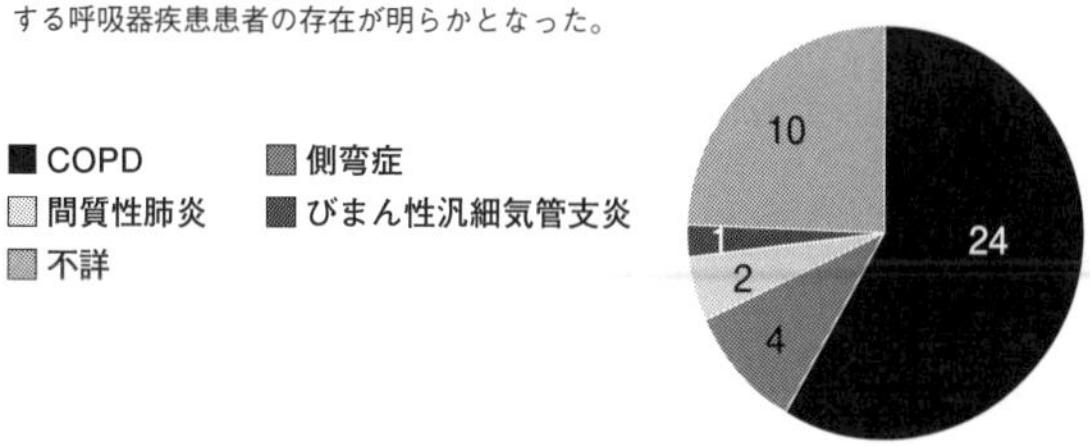

90％以上）を対象に集団健診を実施しました。そのなかで血液中の酸素飽和度を測るパルスオキシメーターを装着し、体育館の床を3分間歩行してもらう歩行実験も行いました。

すると健康で自覚症状も特にないとしていた360人中41人が歩行中に低酸素状態に陥っていることが判明しました。健診受診者の1割以上で、本人の自覚がないまま肺の機能低下が進んでいたのです。その後の検査で低酸素状

態を示した41人中24人はＣＯＰＤが原因と分かり、〝隠れＣＯＰＤ〟がこんなにも多いのかと私自身も衝撃を受けました。

私がこの健診を行ったのは30年以上も前ですが、当時はＣＯＰＤに対する有効な薬もなく、治療介入そのものがどの程度効果的かも分からないという暗黒の時代でした。医師としてほとんどなすすべがない現実に直面し、慢性呼吸器疾患の予防や早期発見・早期治療の大切さをあらためて痛感したのです。

検査と治療の「先送り」が「命取り」になる

肺は、心臓と並んで生命維持に直接関わる重要な臓器です。心臓が動かなくなり、続いて肺が停止、そして呼吸機能が止まったときは生命活動の終わりを意味します。

ただ心臓の病気と肺の病気を比べると、一般の人の受け止め方にはまだまだ落差があると感じます。心臓病には心筋梗塞のように一瞬で命を奪うものもあり、その怖いイメージが予防意識につながっている側面があります。

一方、肺は心臓よりもずっと大きい臓器です。特にＣＯＰＤのような慢性呼吸器疾患はゆっくりと進行するため、心臓病のように数分単位で命に関わる事態に至ることはほとんどありません。そのため、医療機関の受診も禁煙などの予防対策も「そのうちにやろう」と思いながら、先送りになってしまう人があとを絶ちません。

しかし先送りして放置することによって、病気が急激に進行し、症状の著しい悪化を招きます。そして結果的に文字どおり命取りになってしまうこともあるのです。

慢性呼吸器疾患の本当の怖さは、放っておくと徐々に症状が悪化する進行性の病気であり、その結果として肺の組織が壊れてしまうと、二度と元に戻ることはないということです。

長年の喫煙習慣などが原因でＣＯＰＤを発症すると肺胞（気管支の先端にあるブドウの房のような組織）の壁が壊れたり、肺胞の弾力性が失われたりします。その結果、肺胞内の空気を押し出せなくなり、息を吐き出すのが難しくなります。息が吐けなければ新しく吸い込める空気も少なくなり、さらに炎症や痰によって気道も狭くなるため、次第に呼吸困難がひどくなっていきます。

初めのうちは咳や痰が出たり、体を動かしたときに息切れを感じたりする程度ですが、肺の組織の破壊が進むと着替えや食事、洗面などの日常生活動作でも呼吸困難を感じるようになります。そして最終的には24時間の酸素吸入が必要になります。酸素を吸入していなければ、「水を張った洗面器にずっと顔をつけている」ような息苦しさに常時襲われるようになってしまうのです。

咳・息切れを放置していると、命に関わる可能性も

さらにＣＯＰＤはほかの病気を引き起こしたり、悪化させたりする要因にもなります。ＣＯＰＤの肺合併症には肺炎、気管支喘息、間質性肺炎、気胸、肺がんなどがあります。これらの病気を合併すると咳や痰、息切れ、呼吸困難といった症状もより強くなり、治療もそれだけ難しくなります。

またＣＯＰＤを患う人は呼吸苦によって食事量が少なくなったり、体を動かすのがつらくなったりしてサルコペニア（筋肉減少）、フレイル（心身の虚弱状態）が進みやすくなります。骨も弱って骨折などから要介護や寝たきりになるケースも多くあります。

さらにＣＯＰＤがある人は喫煙や食べすぎ飲みすぎ、運動不足といった不健康な生活習慣をもつ人が多く、肺以外の臓器のがんや肥満、高血圧、糖尿病、心筋梗塞、脳卒中など

のリスクが高まることも指摘されています。こうした影響を考えると「ゆるやかに進行する肺の病気」と思って見過ごすことはできません。

もちろん、COPD以外の肺の病気が原因で咳や息切れの症状が起こることもあります。最も怖いのはやはり肺がんです。肺がんは日本人のがんにおける死因の第1位を占める疾患で、以前に比べて治療法は大きく進歩していますが、それでもほかのがんに比べて死亡率が高い、やっかいながんといえます。

ほかにも呼吸器の異常をもたらす疾患が間質性肺炎です。30～40代の比較的若い世代でも発症し、急激に呼吸機能が低下することがあります。症状としては肺の組織が硬くなり（線維化といいます）、しつこい空咳や十分に息を吸えなくなって呼吸困難が強くなります。失われた肺の機能を取り戻す唯一の治療法は肺移植になりますが、全身の健康状態を考慮して両肺の移植ができるのは55歳まで、片肺でも60歳までと決められています。時間的な制約があるため、受診や発見が遅くなれば治療も難しくなってしまいます。

一方、呼吸機能の低下が肺以外の病気の治療に影響することもあります。ちょうど先日も、70代で呼吸機能の低下があり、大腸がんの手術が行えなかったという患者がいました。がんの摘出手術は全身麻酔をして、人工呼吸器で呼吸を管理した状態で行います。しかし呼吸機能が低下していると、術後に人工呼吸器が外せなくなるリスクが高く、手術ができないと判断されることがあるのです。呼吸の状態一つで、運命が変わってしまうこともあるということです。

私たちの呼吸機能は、20歳頃をピークとして加齢とともに少しずつ低下していきます。誰もが80～90年という長い人生を生きるようになった今の時代は、若い頃から肺を良い状態に保ち、できるだけ余力をもって高齢期を迎えることが大切になります。

一般の健康な人は、肺の働きや呼吸機能について普段はほとんど意識することがないと思います。しかし、私たちの命を支えるために日夜働き続けている重要な臓器が肺であり、その健康度が人生後半のＱＯＬ（Quality Of Life）＝生活の質、人生の質を大きく左右します。「たかが咳や息切れ」「これくらい、普通のこと」と油断せず、大切な肺を守るための行動を一日も早く身につけてほしいと思います。

［第2章］

慢性閉塞性肺疾患・間質性肺炎・肺がん……咳・息切れを症状とする肺・呼吸器のさまざまな病気

呼吸器疾患の基礎――呼吸器とは？

長く続く咳・息切れには呼吸器に関係する病気が隠れている場合が少なくありません。しかし「咳が出る」という症状を伴う疾患だけでも非常に多くの種類があり、同じ咳でもその種類によって病気の特徴や危険度、治療法はさまざまです。また咳は出なくても息切れがひどい、というケースや、呼吸器疾患以外の原因でも咳や息切れといった症状が現れる場合もあります。

呼吸器は気管や気管支、肺といった臓器から形成されています。咳や息切れを起こす仕組みもそれぞれの臓器によって違いますし、病気によって引き起こされる症状もさまざまです。呼吸器のなかでも肺は最大の臓器であり、肺に関する疾患は重篤な状態に陥る可能性が最も高いです。

呼吸器疾患を知るには、まず呼吸器の構造と役割を知っておく必要があります。

［図表4］肺の構造

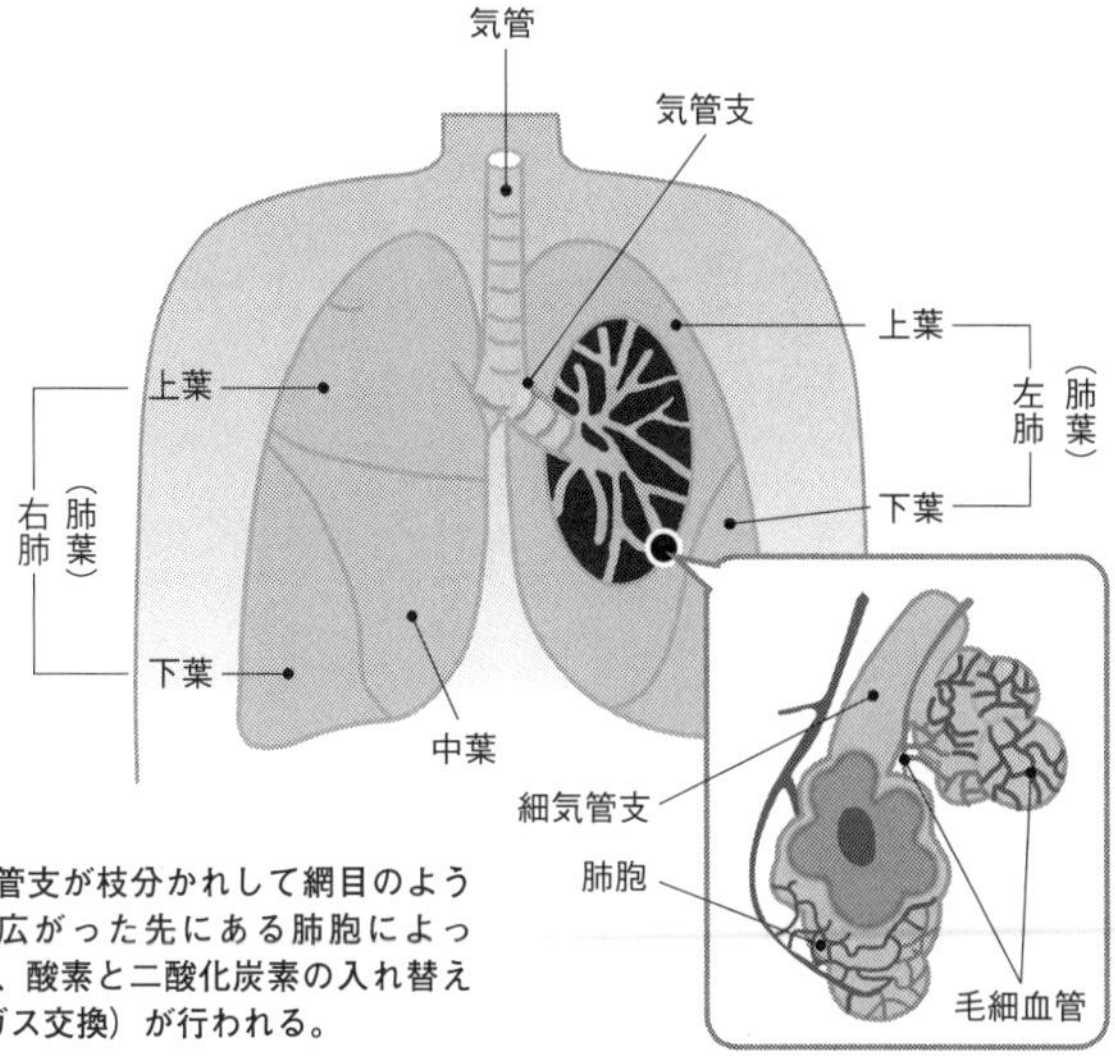

気管支が枝分かれして網目のように広がった先にある肺胞によって、酸素と二酸化炭素の入れ替え（ガス交換）が行われる。

奥仲哲弥ほか9名『怖い肺炎にならない！させない！呼吸器・感染症の専門医が教える肺機能を高める最新1分メソッド大全』を基に著者作成

・呼吸器の構造

呼吸器とは、呼吸に関わる器官・臓器を指します。鼻や口から入った空気が通る管である「気管」、気管から肺の入り口へと分かれる「気管支」、そして「肺」からなります。肺は、心臓をはさんで右肺と左肺があります。左右対称のように思えますが心臓がある側の左肺が右肺に比べてやや小さく、形や構造も左右で少し異なります。

肺の中では気管支がさらに枝分かれして網目のように広が

り、気管支の先端には小さく丸い「肺胞」がブドウの房のように連なっています。肺胞1つの大きさは約0・3㎜で、左右の肺で平均約10億個の肺胞があります。肺の組織をすべて広げるとテニスコート1面分もの広さになるといわれています。

・呼吸器の役割

呼吸器のおもな役割は「換気」と「ガス交換」です。換気とは、息を吸ったり吐いたりすることです。実は肺は、自分自身で膨らんだり縮んだりすることはできません。

肺の下を覆っている横隔膜が収縮すると胸腔（カゴ状の肋骨に覆われた胸部の空間）が広がり、肺に空気が入ります（吸気）。反対に横隔膜が緩むと胸腔が狭くなり、中の空気が押し出されます（呼気）。つまり筋肉の力で広げると中に空気が入り、広げる力を緩めると縮んで中の空気が出ていくという、大きい風船のようなものです。

また息を吸うと肺に新鮮な空気が入ります。すると肺胞を囲む毛細血管から血液中に酸素が取り込まれ、全身に運ばれていきます。同時に肺胞の血管から体内の不要な二酸化炭素を受け取り、呼気として体外へ排出します。このように体内に酸素を取り込み、不要な二酸化炭素を排出することをガス交換といいます。換気、そしてガス交換を絶え間なく行うことで、私たちは命を維持しています。

・呼吸器の異常は分かりにくい

肺は胸腔の大半を占める大きい臓器です。成人の肺の重さは左右合計して約1kgあり、人体の中では脳、肝臓に次ぐ重さです。そのため肺の一部で機能低下が進んでいてもほかの正常な部分が機能を補ってしまい、自覚症状が現れにくいという特徴があります。なかには肺の機能の６割が失われていても、不調に気づかないケースもあるほどです。明らかな症状が出てきたときには、かなり機能低下が進んでいる例も少なくありません。

肺は本来とても丈夫な臓器であり、大切に扱えば１００年以上機能が保たれるという説もあります。しかし換気で外気を直接取り込むため、空気中の細菌やウイルス、排ガス、微粒子、たばこなどの有害物質に常にさらされ続けています。空気中の外敵や有害物質と日々闘いながら、命を維持するために黙々と働いてくれているのが肺なのです。

当然ですが、たばこのような有害物質にさらされる機会が多いほど、また期間が長いほど肺・呼吸器のダメージは速く進んでしまいます。咳や息切れなどの症状があるときは「肺からのSOSかもしれない」と考え、体の声に耳を傾けてほしいと思います。

呼吸器疾患の代表的な症状、咳の種類と診断のポイント

呼吸器の症状で最も身近なのが「咳」です。

咳とは、気道に入った異物を体外に出そうとするために起こる反応です。気管や気管支、肺胞などの呼吸器には、咳受容器と呼ばれるセンサーのようなものがあります。これが異物、例えば空気中のホコリやチリ、煙、刺激の強い臭い、誤って気管に入った飲食物、痰などの分泌物、気管の炎症などを感知すると脳の咳中枢に情報が伝わり、こうした異物を排除しようとして爆発的に強く息を吐く反応＝咳（咳嗽《がいそう》反射）が起こります。つまり咳は異物から体を守ろうとする正常な防御反応であり、すべての咳が悪いというわけではありません。

風邪などの感染症にかかると痰が増えたり、気管・気管支の炎症が強くなったりすることで咳症状が起こります。しかし、これは痰や咳を出すことで感染症のウイルスを排除しようとしているわけですから、呼吸困難が強い、咳で夜も眠れないといった症状がない限

り、無理に抑える必要はありません。咳が出るからと安易に咳止め薬を使うと、痰が除去しにくくなったり、回復が遅れたりすることもあるので注意が必要です。

一方で呼吸器疾患の可能性を示す悪性の咳もあります。風邪をひいているわけでもないのに長く続く咳、そして息苦しさや血中酸素飽和度の低下を伴うような咳は、呼吸器の疾患や呼吸機能の異常が疑われます。こうした咳は積極的に治療をして制御していく必要があります。咳を症状とする呼吸器疾患は多数ありますが、疾患によって湿った咳（湿性咳嗽）か乾いた咳（乾性咳嗽）かという咳のタイプも異なります。

・湿った咳（湿性咳嗽）

「ゴホッ」「ゲホゲホ」という痰を伴う湿った咳が出ることが多いのは、肺炎や気管支炎です。肺や気管支の炎症によって痰が増える半面、炎症で気道が狭くなって痰を排出しづらくなり、ゴロゴロと音がするような湿った咳が出るようになります。またＣＯＰＤや肺がんも炎症によって気道が狭くなり、分泌物を排出するのに時間がかかるため、湿った咳が出ます。

・乾いた咳（乾性咳嗽）

それに対して痰を伴わず、「コンコン」「コホコホ」という乾いた咳が続くのが間質性肺炎です。咳止め薬を使用しても止まりにくい、乾いた咳がしつこく出るのが特徴です。また気管支喘息や気胸のような疾患のほか、降圧薬などの一部の薬の副作用でも乾いた咳が出ることがあります。

・咳が出るのはいつ、どんなとき？

どんなときに咳が増えるのか、という時間帯やタイミングにも注意が必要です。安静にしているときは咳が少ないものの、歩行時や体を動かしたときに咳・息切れが増えるのであればＣＯＰＤが疑われます。夜間や早朝に激しい咳や呼吸困難が出ることが多く、日中は比較的症状が安定しているという場合、気管支喘息の可能性があります。

呼吸器の疾患では、咳などの症状が治まっているときに医療機関を受診しても正しい診断に結びつかないことがあります。自分の咳の症状と咳が出るタイミングをメモしておくと診断にも役立ちます。

呼吸器疾患のもう一つのサイン、息切れの種類

呼吸器の症状で咳とともに注目したいのが「息切れ」です。日本呼吸器学会では息切れを次のように説明しています。「息切れとは、呼吸をするのに努力を必要としたり、不快感を自覚することです。息切れには、息がつまる、胸が圧迫される、空気がほしい、呼吸が重い、努力しないと呼吸ができない、呼吸が浅い、十分に息を吐けない、呼吸が速いなど様々な表現があります」（同学会ホームページ）。

息切れは自覚症状であり、必ずしも呼吸器の異常だけが原因とは限りません。例えば激しい運動をしたときには体が安静時よりも多くのエネルギーを使うため、それだけ多くの酸素を必要とします。呼吸もそれに伴い、速く激しくなって多くの酸素を取り込もうとしますが、体が求める酸素を供給できなくなると誰でも息苦しさを感じます。こういうときは運動強度を下げるか休憩を入れれば、自然に息切れも治まります。

また過換気症候群、いわゆる過呼吸と呼ばれる状態は呼吸器に異常はありませんが、強い不安やパニックなどで呼吸が乱れ「息を吸えるはずなのに吸えない」という焦りから、苦しさや呼吸困難をより強く感じます。多くの場合、ゆっくり腹式呼吸（息を吸うときに横隔膜を下げ、お腹を膨らませる呼吸法）をするなどしてリラックスすると呼吸も整うようになります。

こうした通常の反応としての息切れとは別に、呼吸器の異常や呼吸機能の低下が息切れを生じさせることもあります。例えば気道に入り込んだ異物や腫瘍などによって物理的に呼吸がしづらくなるケースもその一つです。さらに慢性疾患などが原因で、酸素を取り込み、二酸化炭素を排出するというガス交換がうまく働かなくなり、血液中の酸素飽和度が低下して呼吸困難になることもあります。

息切れや呼吸困難には、大きく分けて息が「吸えない場合」と「吐けない場合」とがあります。

・息が吸えない息切れ（吸気性呼吸困難）

なんらかの理由で気道が狭くなり、息を吸えなくなっている状態です。気道に異物が詰まる窒息、がんによる気道閉塞などが考えられます。またアナフィラキシーショックという激しいアレルギー症状によってのどが腫れあがり、呼吸困難になることもあります。

・息が吐けない息切れ（呼気性呼吸困難）

肺の中でも、特にガス交換をする肺胞の働きの低下や、肺胞につながる末梢気道の狭窄《きょうさく》により、うまく息を吐けなくなって息切れや呼吸困難が現れます。例えば肺炎が重症化すると、空気で満たされるはずの肺胞や末梢気道に分泌物が溜まり、酸素を取り込みにくくなります。間質性肺炎では肺胞の壁が厚く硬くなり、肺胞内の酸素が周りの毛細血管に届きにくくなって低酸素を招きます。

またＣＯＰＤが進行すると肺胞構造が破壊され、その結果、末梢気道の虚脱を防いでいる後ろ盾がなくなり、呼気時に容易に気道が閉塞してしまいます。このため、息は吸えても吐けない状態になります。さらに、呼吸するための筋力が低下すると息を吸うことも難しくなり、両方の息切れが出てきます。

息切れが起こるのはいつ、どんなとき？

咳と同じように息切れも、疾患によって症状が強まるタイミングが異なります。医療機関を受診する際には、いつどんなときに息切れの症状が強くなるのかあらかじめ確認・記録をしておきます。息切れ・呼吸困難が強くなると、呼吸のたびに肩が上下する、息を吸うときに首やみぞおちがへこむといった横隔膜以外の呼吸筋を使った「努力呼吸」の症状が出てきます。これが慢性的に続くと非常に体力を消耗し疲労感や倦怠《けんたい》感、やせが進んでいきます。早めに医療機関を受診し診断・治療を受けます。

また酸素を十分に取り込めず低酸素状態になると顔や唇、手足の先や爪などが紫色・暗赤色になる「チアノーゼ」が現れることもあります。強いチアノーゼがあるときは医療機関または在宅で酸素療法を受ける必要があります。

咳・息切れの症状がある病気①
たばこが大きな原因の肺の生活習慣病……ＣＯＰＤ（慢性閉塞性肺疾患）

長くたばこを吸っている人や長年の喫煙歴があった人で咳や痰が続く、動いたときに息切れが強くなるという症状があるときはＣＯＰＤの疑いがあります。

ＣＯＰＤは慢性的に気道や肺の炎症が続き、肺の機能低下が進んでいく病気です。以前は慢性気管支炎や肺気腫などとも呼ばれていた慢性呼吸器疾患の総称です。

日本のＣＯＰＤの９割以上はたばこが原因と考えられており、たばこの煙に含まれる有害物質に長期間さらされることで発症します。年齢が上がるほど患者は多くなり、40歳以上の８・６％、全国で約５３０万人の患者がいると推計されています。長い喫煙習慣がある人、過去に長く喫煙した期間がある人のほか、中高年で肥満、糖尿病、高血圧、メタボリックシンドロームといった生活習慣病がある人はリスクが高くなります。

・症状、経過

初期には目立つ自覚症状はありません。気道の炎症が続くと、咳や痰が出てくるようになります。慢性的な炎症によって肺胞が壊れてくると、酸素を取り込み二酸化炭素を排出するガス交換の機能が低下し、息切れも現れてきます。安静時には症状は少なく、歩行時や階段を上ったときなど体を動かしたときに咳や痰、息切れが強くなるのが特徴です。

ＣＯＰＤが進行すると肺に溜まった空気を十分に吐き出せなくなり、肺が過膨張して胸がビア樽のように丸くなることがあります。またチアノーゼや口をすぼめて息を吐く口すぼめ呼吸が見られることもあります。こうした段階になると息苦しさから身体活動量が低下し、食欲低下、サルコペニア、低体重、フレイルなどを招きます。さらに肺炎、気管支喘息、肺がんなどの合併症、肺以外の臓器のがん、心筋梗塞、脳卒中などの併存症を起こしやすくなることも知られています。

ＣＯＰＤは非常にゆっくりと進行します。明らかな呼吸困難に至るまでに10年、20年といった時間が経過していることも多々あります。長引く咳や息切れを感じたら、早めに呼吸器疾患に詳しい医療機関で検査を受けることが重要です。

［図表5］COPD の病態図

COPD の病態

たばこの煙などに含まれる有害物質にさらされ続けると、気道や肺に慢性的な炎症が起きる。そこに集まってくる免疫細胞から放出される物質がさらに炎症を強め、気道や肺の組織が壊れていく。

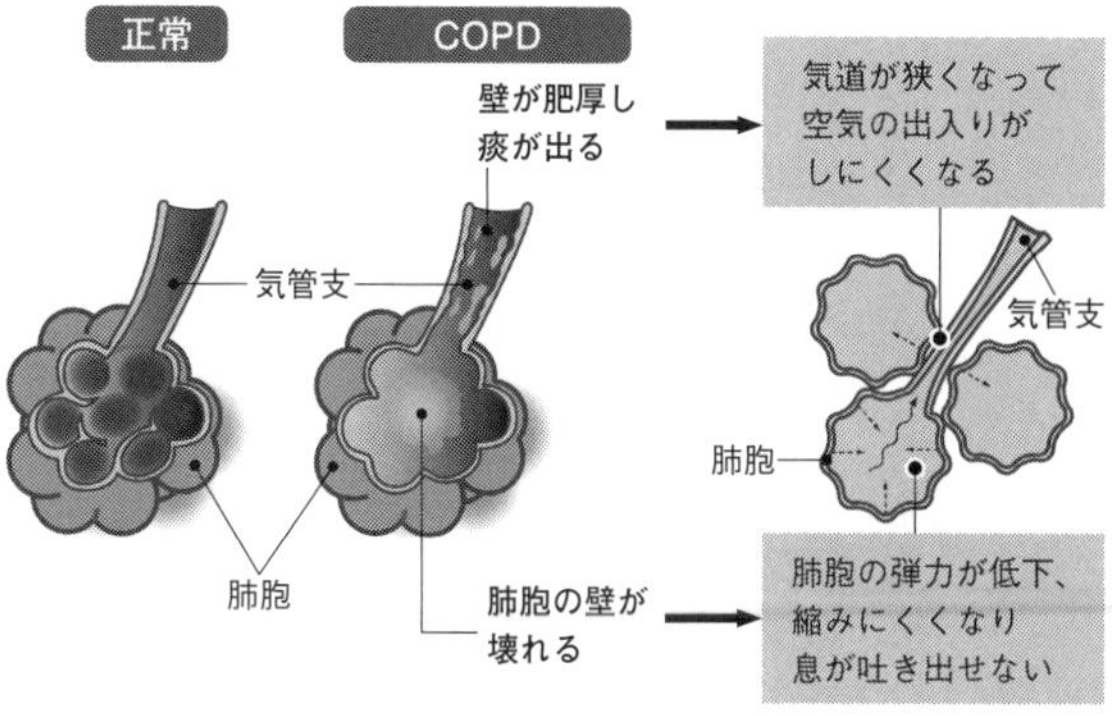

弦間昭彦『運動・からだ図解　呼吸器のしくみ』を基に著者作成

・診断、治療

　長年の喫煙歴、慢性的な咳や痰、動いたときの呼吸困難（労作時呼吸困難）があることに加えて、胸部Ｘ線検査やＣＴ検査などの画像検査、呼吸機能検査（スパイロメトリー）で肺胞の破壊や呼吸機能の低下が認められるとＣＯＰＤと診断されます。

　ＣＯＰＤの治療では、壊れてしまった肺の組織を良くする根治療法はありません。進行を少しでも緩やかにし、日常生活の質を維持できるようにするのが治療の目的になります。喫煙習慣のある人は禁煙が必須です。気管支拡張薬などの呼吸を楽にする薬を使いながら、必要があれば酸素療法を行っていきます。また筋肉量や筋力を維持するために栄養療法・運動療法を組み合わせたリハビリテーションを続けていきます。

咳・息切れの症状がある病気②
夜や早朝の発作が特徴……気管支喘息

夜間や早朝に激しい咳や呼吸困難が起こる、息苦しさとともに息をするたびにゼイゼイ、ヒューヒューという音（喘鳴）が出る、飲酒をしたときや冷たい空気を吸ったときなどに咳や喘鳴が起こるという場合は気管支喘息の疑いがあります。

気管支喘息というと子どもの病気というイメージをもつ人も少なくないようですが、昨今は成人発症の喘息も増加傾向にあります。小児期の気管支喘息はダニやハウスダストなどのアレルゲン（抗原）に反応して起こるアトピー型喘息が多くなっています。比較的軽症で、小学校高学年から中学生の頃には喘息が緩解《かんかい》（症状が一時的に軽くなったり消えたりすること）するケースも少なくありません。

[図表6] 気管支喘息の病態図

喘息患者の気管支と発作時の症状

喘息患者の気管支は発作がないときでも炎症が起きている。そこにアレルゲンの吸入やストレスなどの刺激が加わると喘息発作が起こる。

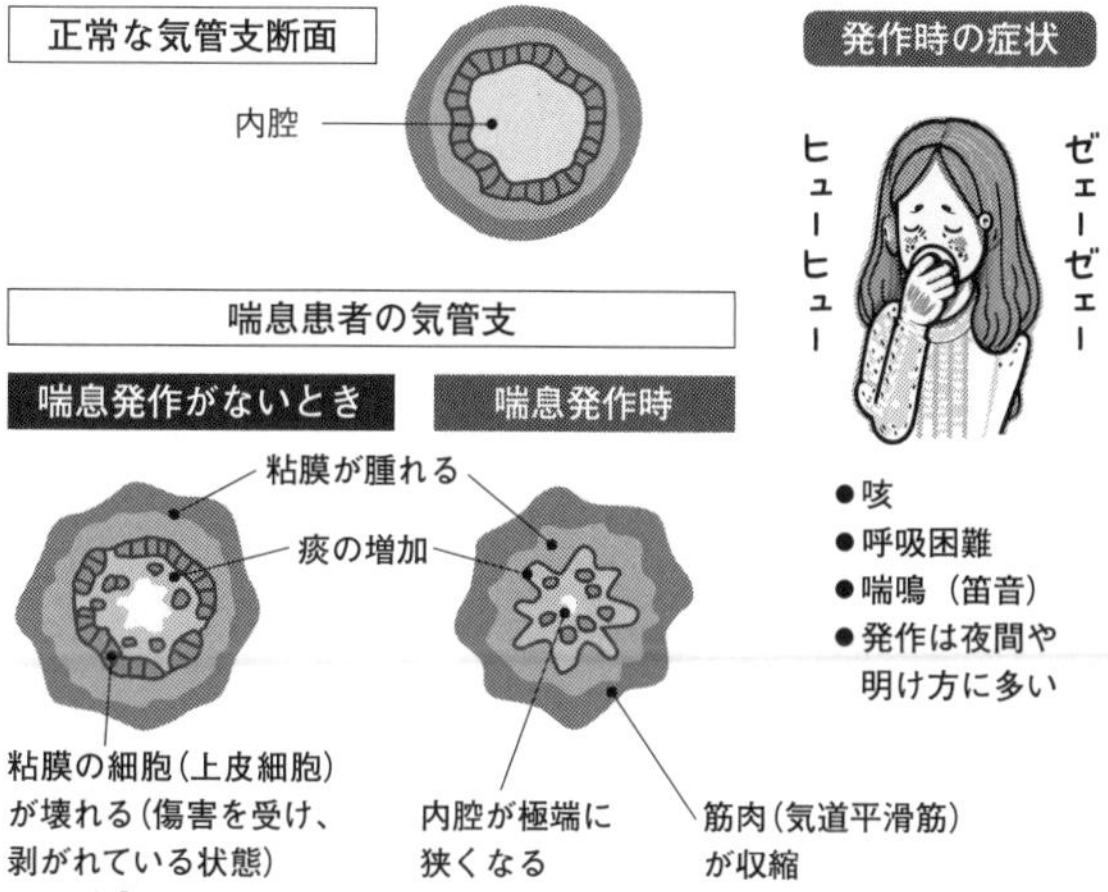

弦間昭彦『運動・からだ図解　呼吸器のしくみ』を基に著者作成

一方、成人発症喘息はアレルゲンが関係しない非アトピー型が多くを占めます。40歳以上で喫煙習慣、肥満がある人では重症化しやすい傾向があります。喫煙者ではCOPDと喘息が合併する例も多くあります。

また花粉症やアレルギー性鼻炎など、アレルギー素因のある人は喘息にもなりやすいといわれます。

One airway, one diseaseといって、上気道である鼻

腔と下気道である気管・気管支は一本道であり、川で例えるならば、上流の鼻腔で起こった炎症は、下流の気管・気管支にも影響を及ぼすということです。このため、花粉症で鼻炎が起こった際に咳が長引くことがありますが、鼻腔内でみられるアレルギー炎症が気管・気管支でも同様に起こっているのです。

また、アレルギー性の副鼻腔炎の場合も、高い確率で気管支喘息を併存することが知られており、喘息をコントロールする際には併存する上気道の炎症にも留意することが肝要とされています。

一方で、咳は風邪をひいた際にもしばらく続くことがありますが、最近は感染《かんせん》後《ご》咳嗽《がいそう》といって、感冒罹患後1カ月くらいにわたり、咳が続くことがしばしばみられます。しかし、一般的には感染後咳嗽が3カ月以上も続くことは少なく、その際には気管支喘息の可能性が高くなりますので、そのまま放置せずに医療機関を受診しましょう。

・症状、経過

気管支喘息の発作が起こる誘因やタイミングはさまざまです。喘息のある人は炎症によって気道が敏感になっており、感染症のほかに運動や気温・気圧の変化、たばこ、疲労・ストレス、アルコール、女性では月経など、ちょっとしたことが発作の引き金になります。

喘息発作が起こると気道が収縮し、さらに気管支の粘膜が腫れて痰が増加し、空気の通り道が極端に狭くなります。そして咳や喘鳴、呼吸困難といった症状が現れます。時間帯では日中よりも、夜間から早朝にかけて咳や呼吸困難が強くなるのが特徴です。

・診断、治療

問診によって患者さんから得られた情報や胸部聴診で8割方は目安がつきますが、さらに呼吸機能検査で閉塞性障害（気道が狭くなっている病態）と気管支拡張剤の吸入による呼吸機能や症状の改善、また、気道のアレルギー炎症を調べる呼気ＮＯ（一酸化窒素）検査で高値《こうち》が見られた場合、気管支喘息の診断が揺るぎないものとなります。気管支喘息の治療は、炎症を抑える効果の高いステロイド吸入薬を中心に、狭くなった気管支を広げる気管支拡張薬が用いられますが、喘息重症度によって推奨される薬剤に違いがあります。例えば、週に1回程度の喘息症状であれば、吸入ステロイドに加えて、β刺激剤や抗コリン剤といった気管支拡張剤の併用が推奨されますが、喘息症状がほぼ毎日認められるとともに、日常生活に支障をきたすような状況が続くようであれば、これらの治療に加えて、内服のステロイド、気管支拡張剤の内服薬やロイコトリエンというアレルギー炎症を増強する物質の働きを抑制する薬、さらには好酸球を含むアレルギー炎症をピンポイントで抑える生物学的製剤が推奨されています。以前には喘息発作時に気道閉塞で亡くなる人も少なくありませんでしたが、最近ではこうした良い薬が普及し、喘息で命を落とす人は激減しています。

ただし薬の服用で発作が起きなくなっても〝喘息が治った〟わけではありません。気管支の炎症は残っていて、自己判断で薬を中断すると発作が再発するリスクが高まります。普段軽症だった人が何かのきっかけで突然重症化することもあります。喘息は長く付き合っていく病気ととらえ、服薬や体調管理を続けていくことが大切です。

咳・息切れの症状がある病気③
肺胞が硬く厚くなり、呼吸困難が強くなる……間質性肺炎

痰を伴わない乾いた咳が何カ月も続く、動いたときに息切れや呼吸困難が強くなるという場合、間質性肺炎の可能性も考えられます。これはよくある肺炎とは異なり、肺胞の壁や肺胞と肺胞の隙間（間質）に生じた炎症により、間質が硬く厚くなっていく病気です。気管支の先にある肺胞の壁や肺胞と肺胞の隙間を「間質」といいます。この間質に炎症や線維化（硬く厚くなること）が起こり、次第に呼吸機能が低下する病気です。間質が線維化すると肺胞が膨らまなくなり肺活量が低下します。また間質が厚くなると肺胞と毛細血管の間に距離ができてガス交換がしにくくなり、酸素をうまく取り込めなくなります。

間質性肺炎には原因が分かっているものと、そうでないものがあります。原因が分かるものでは病原微生物や薬剤によるもの、職場環境で粉塵（細かいチリ状の粒子）や鳥の羽根・フンなどの微粒子を長く吸入した場合などがあります。また膠原病《こうげんびょう》（関節リウマチなど）やサルコイドーシスなどの全身性の炎症性疾患が原因となる場合もあります。

[図表7] 間質性肺炎の病態図

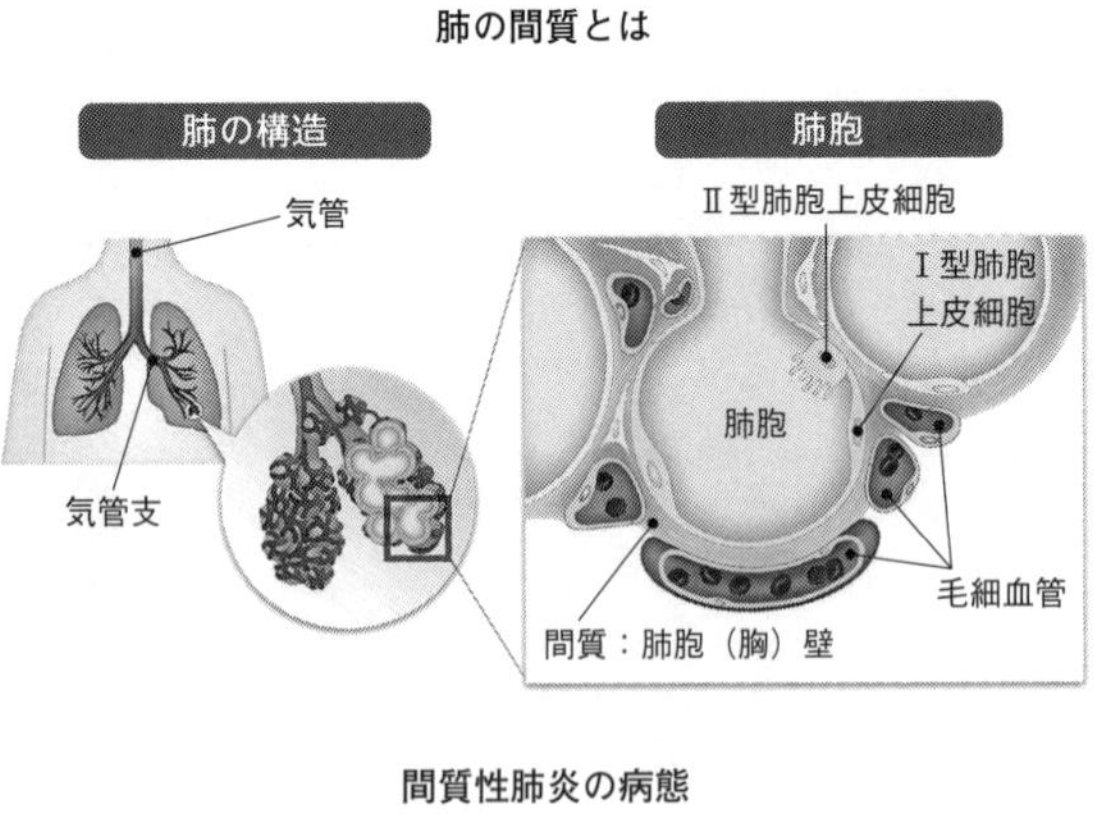

日本呼吸器学会「特発性間質性肺炎　診断と治療の手引き 2022（改訂第４版）」
を基に著者作成

原因が分からないものを特発性間質性肺炎といいます。特発性間質性肺炎にもいくつかの種類がありますが、最も多いのが特発性肺線維症です。これは40代以上の男性の喫煙者に多いのが特徴です。特発性間質性肺炎のなかには非常に進行が速いものもあるため、早期の発見・診断が重要になります。

・症状、経過

初期には自覚症状はありません。肺の炎症や線維化が進むと乾いた咳が長く続き、動いたときに息切れや呼吸困難が強くなります。間質性肺炎の人は胸部X線検査で大きな異常が見られなくても、パルスオキシメーターをつけて歩いてもらうと、みるみる血中酸素飽和度が70~80%に低下し、激しい低酸素状態を示すことがあります。呼吸器症状のほかに「ばち指」といって、手足の指先が太鼓のバチのように膨らむ症状が現れることもあります。

肺の線維化がさらに進んでくると日常動作をするだけでも呼吸困難をきたすようになり、身体活動性が著しく低下し、次第にやせが目立って筋力も低下します。

・診断、治療

問診、身体診察のほか、胸部X線検査や胸部CT、呼吸機能検査、運動時の血中酸素飽和度を調べる検査などから診断をします。また、血液中のKL－6値やSp－D値は病勢進行のマーカーとして頻用されています。

間質性肺炎によっていったん肺が線維化し、硬くなってしまうとその状態を元に戻す根本的治療法はありません。薬物療法や生活指導によりできるだけ進行を遅らせ、QOLを保つことが治療の目的になります。

しかしながら、最近になり、これまでのステロイドを中心とした炎症を抑える薬に加えて、肺の線維化そのものを抑える薬（抗線維化薬）が開発され、以前よりも元気で過ごせる期間の延長が期待できるようになってきました。また膠原病などの病気が原因で肺の線維化が進行する病態においても、原因疾患に対する適切な治療に加えて、抗線維化薬の投与で間質性肺炎の進行も抑えられるケースも出てきています。

しかしそれでも病勢の進行が止められないこともあり、特に30～40代などの比較的若い世代の特発性間質性肺炎では、肺移植が治療の選択肢になるケースもあります。

咳・息切れの症状がある病気④
細菌などに感染して発症。高齢者は重症化に注意……肺感染症

肺感染症とは、肺炎や肺結核などの肺の感染症を総称したものです。風邪やインフルエンザなどにかかったあと、いったん解熱したものの再び発熱したり、「いつまでも咳が続くな」と思っていたら肺感染症を起こしていたりした、というケースは珍しくありません。

特に中高年以降で体力の低下した人では、病原微生物に対する抵抗力が下がり、普段は悪さをしない細菌などが肺で増殖して肺感染症になることがあり、高齢者では重症化のリスクもあります。病後や疲労時の長引く咳は、感染症の可能性を疑ってみる必要があります。

【肺炎】

細菌などの病原微生物に感染することで、肺に炎症を起こす病気の総称です。咳や痰、発熱、息切れなど、症状は風邪やインフルエンザにも似ていますが、風邪やインフルエンザは鼻やのどといった上気道の炎症が中心で、多くは発症後数日から1週間程度で回復します。

それに対して肺炎は肺の奥深くで炎症が起きている状態で、なかなか治りにくく、免疫力が低下した人では重症化することもあります。特に高齢世代では肺炎が命に関わることも多く、日本人の死因の第5位となっています。

肺炎の原因となる病原微生物で分類すると、細菌性のものと、それ以外に大きく分けられます。細菌性肺炎の原因となる細菌は肺炎球菌が最も多く、ほかにインフルエンザ桿菌(インフルエンザウイルスとは別のもの)、黄色ブドウ球菌などがあります。

これらの細菌は人の体内や皮膚に存在する常在菌で普段は悪さをしませんが、なんらかの理由で免疫機能が低下したときなどに暴れ出し、肺炎を起こします。細菌以外の病原体による肺炎にはマイコプラズマ肺炎、クラミジア肺炎や、新型コロナウイルスを含むさまざまなウイルス肺炎があります。

一方で、肺炎を患者背景で分類するものもあります。すなわち、市中肺炎、院内肺炎、高齢者介護施設発症肺炎などに分けられ、宿主側の免疫状態において、起炎菌(肺炎を来した原因菌のこと)を含む肺炎の病態に違いが認められています。

・症状、治療

肺炎の典型的な症状には咳、痰、息切れ、胸痛などの呼吸器症状と発熱、頭痛、関節痛・筋肉痛などの全身症状があります。風邪が治ったあとにも咳が残っていて、調べてみたら肺炎を起こしていたという例もよく聞かれます。

ただし高齢者では肺炎があっても明らかな症状が現れないこともあります。炎症が肺の広範囲に及ぶと、浅く速い呼吸、脈拍の増加、血中酸素飽和度の低下などが見られます。さらに重症化すると意識障害が起こることもあります。

肺炎の治療では原因となる病原体を特定し、その病原体に有効な薬を投与します。病原微生物の特定には喀痰検査が欠かせません。喀痰検査には塗抹《とまつ》検査と培養検査があります。塗抹検査は、採取した痰を顕微鏡で見て病原微生物の形態や染色形式を確認します。培養検査は、喀痰等の検体を培地に接種して細菌が発育するかを調べます。すると細菌は培地で菌塊を形成し肉眼的に観察できるようになり、感染の原因菌を突き止められるのです。培養検査は時間がかかるため、肺炎球菌などいくつかの微生物においては、培養検査を待たずにその特徴から判断可能となる場合もありますが、一般的には培養結果と患者さんの背景（基礎疾患の状況など）や肺炎の画像所見・病状などを照らし合わせながら、起炎菌を特定していきます。

培養検査の結果を待っていては病状の悪化を招く恐れもありますので、実際の医療現場では、患者背景や画像所見・血液所見を踏まえて、まずは幅広い抗菌力を持つ抗菌剤の投与を開始し、その後、培養結果が判明した時点で、より起炎菌に特化した抗菌剤に変更していく方法がとられています。

喀痰が採れない場合や痰といっても唾液に近いものであると診断がつきにくいケースも少なからずあります。このような場合には、気管支鏡下に採痰したり、洗浄液を回収したりして検査を行うこともありますし、尿を採取し、その中に含まれる菌体成分を検査する方法や真菌の場合であれば、血液検査で判明することもあります。高齢・低酸素状態・脱水など重症化が予想されるときには入院治療が選択されます。

【肺結核】

結核菌が肺に感染して起こる感染症を肺結核といいます。肺結核はかつて国民病と呼ばれましたが、抗結核薬の普及により感染者は大きく減少しました。しかし２０１９年時点の国内の新規感染数は1万４４６０人でほかの先進国に比べて、まだまだ感染が多い状況が続いています。

結核菌は空気感染によってうつりますが、感染率はそれほど高くありません。結核菌が漂う空間にいても感染する人は30％ほどです。感染した人の大半は自然治癒し、一部（10％）の人が肺結核を発症します。

ただし過去に結核菌に感染していて自然治癒した人では、体内に残っていたわずかな結核菌が数年から数十年後に増殖して活動を始め、発熱や咳などの症状を起こすこともあります。高齢世代では若い頃に知らないうちに結核菌に感染していて、年をとって免疫力が低下したときに肺結核を発症するケースがあります。

・症状、治療

湿った咳、痰、血痰、発熱、全身倦怠感、ひどい寝汗（盗汗《とうかん》）などが特徴です。２週間以上咳が続き、痰や血痰があるときは肺結核の可能性も頭に入れておく必要があります。

結核菌が肺以外の全身に広がるとリンパ節炎、腹膜炎、腸結核、粟粒《ぞくりゅう》結核（全身に結核結節と呼ばれる塊ができる）などのさまざまな症状を引き起こし、命に関わることもあります。

　肺結核の治療は複数の抗結核薬を使用します。喀痰検査で結核菌が検出され、感染の恐れがある段階では入院にて治療導入を行い、その後は通院で抗菌薬を継続服用します。咳などの症状が治まったからといって途中で服薬をやめると体内に結核菌が残ってしまううえ、薬剤が効かない耐性菌を増やしてしまいます。結核菌の生き残りが出ないように処方された薬を指示どおりに服用する必要があります。治療期間は最短で計６カ月ですが、排菌が続く場合、また薬剤耐性菌の場合はさらに長期間の服薬が必要となります。

【肺非結核性抗酸菌症（肺マック症）】

　結核菌以外の抗酸菌が肺に感染することで起こります。昔は抗酸菌といえば結核菌が代表的存在でしたが、現在は非結核性抗酸菌による感染症のほうが肺結核よりも発生頻度が高くなっており、今後注視していくべき感染症と考えられます。非結核性抗酸菌は身近な土中や水中にいる細菌です。菌の種類は１５０種類以上あり、その８割がマック菌（アビウム菌とイントラセルラー菌を合わせた総称）であることから肺マック症と呼ばれることもあります。

非結核性抗酸菌は人から人へ感染することはありませんが、風呂場などの水回りにいる菌や土中の菌などを直接吸い込むことで気道感染を起こすと考えられています。

近年、中高年以上のやせ型の女性を中心に感染が増えており、年間約８０００人が発症します。非結核性抗酸菌は重篤な肺炎を起こし得るような強毒菌ではありませんが、いったん感染が成立すると、多くの場合、咳などの症状は軽いものの、感染が慢性的に長期に続いてしまうやっかいな呼吸器感染症です。

・症状、治療

初期にはほとんど症状はなく、数年から時には10年以上かけてゆっくりと進行します。健診などの胸部X線検査で発見されることもあります。進行してくると咳、痰、血痰、倦怠感、発熱、寝汗などが現れてくることがあります。

診断には、ほかの感染症と同様に喀痰検査が行われますが、非結核性抗酸菌が環境中に存在する病原微生物であるため、複数回にわたり検査を行うなど、その評価には慎重さが必要となります。また、喀痰が出ない場合は気管支鏡下に痰を採取することもあります。最近では血液中の抗マック抗体が診断の一助となることがしばしばあります。ただ、診断に至ってもすべてのケースで治療が行われるわけではありません。胸部画像にて粒状影や小結節影がわずかに認められる程度で症状が軽い場合は、免疫力を低下させないように栄養・睡眠・適度な運動・感染予防を行ってもらいながら、まずは経過観察を行います。しかし、画像所見や症状が悪化すれば、抗菌薬で治療を行います。現時点では単剤で非結核性抗酸菌に有効な薬は少なく、複数の抗菌薬を1年以上服用することになります。

咳・息切れの症状がある病気⑤
やせている若い男性と、高齢の喫煙者に多い……気胸（自然気胸）

肺の表面を覆っている胸膜に穴があき、胸膜腔に空気が入り込んで肺がしぼんでしまうのが気胸です。空気に押されて肺が広がらなくなり、呼吸がうまくできなくなります。気胸は大きく「外傷性気胸」と「自然気胸」とに分けられます。

外傷性気胸は、交通事故や医療アクシデントが原因で胸膜に穴があくものを指します。
それに対して自然気胸は外傷などによらない気胸です。肺嚢胞《はいのうほう》（ブラと呼ばれる風船のような袋）など、もともと胸膜に接した肺の脆弱《ぜいじゃく》な部分が破れることで発症します。発症のきっかけはさまざまですが運動時や重い荷物を持ったとき、ゴホンと大きく咳き込んだときなど、胸腔に圧がかかる動作が引き金になることがあります。

自然気胸は10代後半から30代のやせ型の若い男性に多いのが特徴です。また50～60代以降に多くなるのが、ＣＯＰＤや肺がんなど肺の疾患からくる自然気胸です。ＣＯＰＤの人では長年の喫煙や偏った食習慣により肺の組織が弱くなっており、肺胞が破壊され肺嚢胞が多数見られるケースもあります。

このような場合には1つの嚢胞のみならず、複数の嚢胞から空気漏れが起こり、肺の虚脱が続き、治療に難渋するケースが少なからず見られます。また、月経に随伴して起こる気胸やリンパ脈管筋腫症（ＬＡＭ）などの難病のなかにも自然気胸のリスクが高いものがあります。

・症状、経過

自然気胸のおもな症状は突然の胸痛や咳、呼吸困難です。咳は出ても痰を伴うことはなく、胸痛は胸膜が縮むときに生じると考えられています。息を深く吸えなくなり、呼吸が弱くなります。軽症の場合は明らかな症状がないまま自然に治ることもありますが、胸膜の弱い箇所（ブラ）が複数ある人では再発のリスクは残ります。

重症の気胸では胸膜腔に空気がどんどん入り続けて肺や大きい血管、心臓を圧迫し、強い呼吸困難、チアノーゼ、ショック等を起こして重篤（緊張性気胸）になります。特に右肺で重症の気胸が発生すると上大静脈を圧排し、循環動態の悪化から命に関わることもあります。

・診断、治療

気胸が疑われる場合、胸部Ｘ線検査やＣＴ検査をすると肺がしぼんでいるのが分かります。空気漏れが少なく、軽症の気胸の場合は安静のみで改善が期待できますが、空気漏れが多く、胸腔内に空気が多く入っているときは経皮的に胸腔内にチューブを挿入し、中の空気を抜く脱気《だっき》という処置を行います。

脱気をしても治りが悪い場合は手術で穴を縫い合わせるか、シートで胸膜の表面を覆って補強をします。ブラが多い場合や難病がある人では、自然気胸の再発を予防するために補強等の処置をすることもあります。

咳・息切れの症状がある病気⑥
たばこが最大の原因。早期発見が大切……肺がん

肺がんは、肺にできる悪性腫瘍です。肺の悪性腫瘍は肺に発生したもの（原発性）と、ほかの部位にできたがんが肺に転移したもの（転移性）がありますが、通常肺がんというときは前者を指します。

高齢化が進む日本では、新たに肺がんを発症する人は年間約12万人に上り、年に約7万人が肺がんで命を落としています。肺がんは発見されたときには進行していることが多く、全身のがんのなかでも最も治療が難しいがんの一つです。

肺がんは発生した組織などから、大きく次の4つのタイプに分類されます。

①腺がん……肺の腺組織に生じるがんです。肺がんのなかで最も多く、全体の60％を占

めます。女性や非喫煙者に多いタイプです。進行は比較的ゆるやかで、肺の末梢に腫瘍ができるために咳などの症状が現れにくい傾向があります。

②扁平上皮《へんぺいじょうひ》がん……気管や気管支の内側にある扁平上皮細胞にがんができるものです。肺がんの約25％がこのタイプです。たばことの関連が深いがんで、ヘビースモーカーの男性に多く見られます。進行は緩やかですが、早期から咳や痰などの呼吸器症状が現れます。腫瘍が大きくなって気管支を塞ぐと呼吸機能が大きく低下します（無気肺）。

③小細胞がん……肺の中心部に細胞の小さい腫瘍ができるがんで、約10％を占めます。喫煙と関係が深く、性別では男性に多いです。肺がんのなかで最も進行が速く、早期から転移をします。発見されたときには進行していることが多く、基本的には手術ではなく、全身化学療法が第一選択となります。

④大細胞がん……腺がん、扁平上皮がん、小細胞がん以外の肺がんです。全肺がんのなかの割合は5％ほどです。進行が速いがんですが、肺の末梢に腫瘍ができやすく、初期には咳などの症状が現れにくいとされています。

・原因、症状

肺がんの原因の約70％はたばこといわれています。肺や気管支がたばこに含まれる有害物質に繰り返しさらされることで細胞の遺伝子が傷つき、がん細胞ができます。たばこのほかには環境、食生活、放射線、薬品なども誘因になります。また年をとればそれだけ遺伝子の傷が増え、がん化が起こりやすくなります。

肺がんの初期には自覚症状はありません。日本人は健診の画像検査などで肺がんの疑いに気づくケースが多くなっています。肺がんの種類や発生部位、進行度によって症状の現れ方は異なりますが、よく見られる症状には咳、痰、血痰、喘鳴、喀血などがあります。

また倦怠感、体重減少、胸痛などが現れることもあります。感染症や肺炎などのほかの呼吸器疾患の症状とも似ていますが、茶色や暗赤色の血痰が出るときは肺がんの可能性も念頭に専門の医療機関を速やかに受診してください。

・診断、治療

ＣＴ・ＰＥＴ－ＣＴ・ＭＲＩなどの画像検査、気管支鏡下あるいはＣＴガイド下での組織採取、痰や胸水を調べる検査などを施行して、がんの種類や進行度を診断します。肺がんの治療は手術療法、化学療法（抗がん剤・分子標的治療薬・免疫チェックポイント阻害剤等）、放射線療法を基本としてがんの種類や進行度に合わせ、さまざまな治療法を組み合わせて行います。

　がんが限られた部位にとどまっていれば手術療法が選択され、手術が困難なときや腫瘍がほかの部位に転移しているときは化学療法や放射線療法などが行われます。近年、分子標的薬と呼ばれる新しい薬が開発され、特定の遺伝子変異がある人には高い効果が認められています。肺がんは治療の難しいがんですが、肺がんの種類や遺伝子タイプによっては治療の選択肢が増えつつあり、肺がん治療の分野でも治療のオーダーメイド化が進みつつあります。

　また肺がんの予防で何よりも効果があるのは禁煙です。喫煙習慣のある人は肺がんになりやすいうえ、薬が効きにくいなど治療効果も低くなります。肺がんを防ぐためには一日も早く禁煙に取り組んでください。

咳・息切れの症状がある病気⑦
呼吸器以外の原因……筋肉減少、心不全、貧血、逆流性食道炎など

咳・息切れは呼吸器疾患のサインであることが少なくありませんが、時には呼吸器疾患以外の原因が関係していることもあります。呼吸器以外で咳・息切れを起こす疾患や症状には次のようなものがあります。

・栄養不足、サルコペニア

肺は自分自身で膨らんだり縮んだりすることはできません。横隔膜や肋骨間の筋肉など、肺を取り囲む筋肉が伸縮することで私たちは呼吸をしています。

栄養不足や運動不足によって呼吸にまつわる筋肉が減少すると呼吸機能が低下し、少し動いただけでも息切れが強くなることがあります。食事量が少なく、やせた高齢者によく見られる症状です。ＣＯＰＤや気管支喘息などで呼吸困難が強い人も呼吸で体力を消耗し、筋肉減少が進みやすくなります。呼吸機能を改善するためには筋肉の材料となる栄養をしっ

かり取り、筋肉を増やす運動・トレーニングを行っていく必要があります。

・心不全

心不全とは心臓の働きが低下した状態です。通常、肺から取り込んだ酸素は心臓が送り出す血液に乗って全身の細胞に運ばれ、利用されます。心不全になると、心臓から送り出される血液が少なくなり、全身の細胞に十分な酸素が届かなくなって息切れや動悸《どうき》、むくみ、疲労感、指先のチアノーゼなどのさまざまな症状が現れます。

心臓と肺は一心同体といえるほど密接な関わりがあります。ＣＯＰＤなどで呼吸機能が低下すると少ない酸素を頑張って全身へ送ろうとして心臓に負担がかかり、心不全を招きます。また心不全で心臓から十分な血液量を送り出せなくなると、肺から心臓に血液を戻すことができなくなり、肺に血液が溜まる（肺鬱血《うっけつ》）など肺にも悪影響が及びます。

つまり肺を守ることは心臓を守ることにつながりますし、肺の健康のためには心臓の健康維持も大切になります。

・貧血

貧血とは、血液中の赤血球に含まれるヘモグロビンが少なくなった状態です。ヘモグロビン値が成人男性で13g／dL、成人女性で11・4g／dL、高齢者で11g／dL以下だと貧血と診断されます。ヘモグロビンは酸素と結びついて全身へ運ぶ働きを担っており、ヘモグロビンが少なくなると全身に届けられる酸素が不足して動悸や息切れ、倦怠感、めまい、立ちくらみなどが現れてきます。

貧血のなかで最も多い鉄欠乏性貧血は、ヘモグロビンの材料である鉄が不足することで起こります。鉄を含む食材を多く取る、鉄剤を服用するなどして不足を補いましょう。そのほか消化器系の疾患、女性では月経や婦人科系の疾患等による慢性出血が原因で、貧血が起こることもあります。

・逆流性食道炎

胃の内容物（胃酸など）が食道に逆流し、食道に炎症を起こす病気です。逆流を繰り返していると胃酸に弱い食道の粘膜に炎症が起き、胸やけやのどの違和感、胸の痛みなどが起こります。胃酸が気道に入り込むと慢性の咳や喘鳴、息苦しさなど、気管支喘息のような症状を引き起こすことがあります。また、食道と胃の接合部には咳のセンサーがあり、逆流が起こると誤嚥をしなくても咳症状が出ることがあり、逆流性食道炎の治療で長年続いた咳が改善するケースも少なからず見られます。

逆流性食道炎は成人の10〜20%に見られ、特に高齢者に多い疾患です。原因としては食べすぎ・飲みすぎや肥満による腹圧の上昇、前かがみの姿勢、加齢による臓器の老化などが挙げられます。

高齢者では就寝中、横になっているときに、逆流が起こりやすいともいわれています。しつこい咳や息切れとともに胸やけや胸の痛みなどがあるときは、逆流性食道炎の可能性があるため、医療機関で検査・診察を受ける必要があります。

このように咳・息切れの症状を起こす病気にはさまざまな種類があります。治療をすればすみやかに改善するものもありますが、なかには治療が難しい疾患や、進行性で時間が経つほど呼吸機能が低下してしまう怖い病気もあります。

咳や息切れを軽く考え、大丈夫だなどと自分に言い聞かせて放置したりすれば、手遅れになる危険もあります。少しでも気になったら検査を受け、自分の肺の健康にもっと注意すべきだと思います。

［第3章］

一時的な咳でも油断は禁物！
咳・息切れの「危険度チェック」と「息切れ検診」

心配のない咳・息切れと病気のサインの違いは？

咳・息切れは誰にでも起こる症状です。咳は気道に入った異物を外に出そうとする反射ですし、激しい運動をすればどんな人でも息が切れます。また風邪やインフルエンザなどの感染症にかかれば、やはり咳などの呼吸器症状が出てきます。そうした場合の咳・息切れは心配なものではなく、一定の期間が過ぎれば自然に治まることは誰でも知っていると思います。

一方で「心配になる咳・息切れ」「呼吸器の病気のサインかもしれない咳・息切れ」があります。呼吸器の慢性疾患はゆっくりと進行します。肺は丈夫で我慢強い臓器です。少しくらいの異常ではなかなか症状が現れないため、自覚症状だけで判断するのは難しいものです。また咳・息切れがあっても少し休めば治まる場合、異常として自覚しにくいというのもあります。

ですからあくまでも一つの目安ですが、呼吸器の病気が疑われる「咳・息切れ」の症状を挙げるとすれば次のようなものがあります。一つでもあてはまる人は、呼吸器疾患に詳しい医療機関で検査を受ける必要があります。

【病気のサインかもしれない「咳」セルフチェック】

□風邪をひいていないのに（風邪が治ったのに）咳が2～3週間以上続いている
□以前に比べ、理由もなく咳や痰が出ることが増えた
□歩いたときや体を動かしたときに咳が強くなる
□咳をするとゼーゼー、ヒューヒューという笛のような音がする
□夜間や早朝に咳が出る、咳で眠れないことがある
□咳とともに息切れ、息苦しさを強く感じる（酸素飽和度の低下がある）
□咳とともに黄色や茶色、暗赤色など色のついた痰が出る
□咳をすると胸や肩などが痛い
□咳とともに発熱や疲労感、倦怠感、頭痛、関節痛などがある
□長く咳の症状があり、食欲低下や体重減少がある

【病気のサインかもしれない「息切れ」セルフチェック】

□1階分、階段を上がるだけでも息切れがする
□以前に比べ、息切れが悪化している
□ちょっと体を動かすだけですぐに息切れし、休憩が必要になる
□夜間や早朝に息切れ、息苦しさが強くなる
□息切れ、息苦しさで眠れないことがある
□息切れに伴い、手足の先や顔が青く（紫色に）なることがある
□頑張って呼吸をしないと息が吸えない（吐けない）
□息切れ・咳とともに、のどや胸に何かが詰まる感じがある
□息切れとともに発熱、疲労感、倦怠感、頭痛、関節痛などがある
□息切れのために外出や日常生活をあきらめることがある

ちなみに息切れについては、息切れの程度を客観的に評価する国際的な指標として「修正MRC息切れスケール」があります。これは実際の診療現場でも使用されているもの

で、グレード２以上はなんらかの病気があることが疑われます。グレード３、４になるとＣＯＰＤなどの呼吸器疾患により、呼吸機能が低下している可能性が高くなります。

【修正ＭＲＣ息切れスケール（息切れの客観的評価）】

・グレード０：激しい運動をしたときだけ息切れがある。

・グレード１：平坦な道を早足で歩く、あるいは緩やかな上り坂を歩くときに息切れがある。

・グレード２：息切れがあるので、同年代の人よりも平坦な道を歩くのが遅い。あるいは平坦な道を自分のペースで歩いているとき、息切れのために立ち止まることがある。

・グレード３：平坦な道を１００ｍ、あるいは数分歩くと息切れのために立ち止まる。

・グレード４：息切れがひどく家から出られない、あるいは着替えをするときにも息切れがある。

喫煙習慣の長い人は、咳・息切れが少なくても要注意

現在たばこを吸っている人や過去にたばこを吸っていた人では、咳・息切れの自覚症状がそれほど強くなくても呼吸機能の低下が進んでいることがあります。

喫煙に対する感受性は人によってかなり異なります。たばこをたくさん吸っていても肺はおおむね健康で呼吸機能が保たれている人もいれば、喫煙量は決して多くないのに肺の障害や呼吸機能低下が起きやすい人もいます。ですから一概にはいえませんが、一般には生涯でたばこを吸った本数が多くなるほど、呼吸器の異常や呼吸機能低下のリスクは高くなります。

たばこの影響が大きい慢性呼吸器疾患といえば、別名「たばこ病」とも呼ばれるＣＯＰＤです。ＣＯＰＤの可能性を調べるために使用される簡単な検査に「ＣＯＰＤチェックシート（資料／アストラゼネカ）」があります。現在喫煙習慣のある人や過去に喫煙をしていた人は左の質問の当てはまる項目にチェックをし、（　）内の点数を合計してください。合計点が４点以上の場合、ＣＯＰＤの疑いが強くなります。

【COPD（慢性閉塞性肺疾患）チェックシート】

Q1　過去４週間に、どのくらい頻繁に息切れを感じましたか？
・まったく感じなかった（0）・数回感じた（0）・時々感じた（1）
・ほとんどいつも感じた（2）・ずっと感じた（2）

Q2　咳をしたとき、粘液や痰などが出たことが、これまでにありますか？
・一度もない（0）・たまに風邪や感染症にかかったときだけ（0）
・1カ月のうち数日（1）・1週間のうちほとんど毎日（1）・毎日（2）

Q3　過去12カ月のご自身に最も当てはまる回答を選んでください。呼吸に問題があるため、以前に比べて活動しなくなった。
・まったくそう思わない（0）・そう思わない（0）・なんともいえない（0）
・そう思う（1）・とてもそう思う（2）

Q4　これまでの人生で、たばこを少なくとも１００本※は吸いましたか？（※1日の平均本数×３６５日×喫煙年数）

・いいえ（0）　・はい（2）　・分からない（0）

Q5　年齢はおいくつですか？

・35〜49歳（0）　・50〜59歳（1）　・60〜69歳（2）　・70歳以上（2）

呼吸器異常の早期発見には「息切れ検診」を

ＣＯＰＤや呼吸器慢性疾患の早期発見のために受けてほしいのが「息切れ検診」です。職場の定期健診や自治体の特定健診などでは、呼吸器の異常を調べる検査は胸部X線検査くらいしかありません。そのため胸部X線には写らない呼吸器の異常や呼吸機能低下は、どうしても見過ごされてしまいがちです。健診のオプションで肺活量検査（呼吸機能検査）や肺がん検診が受けられることもありますが、定期的にこれらの検査を受けている人はまだ限られています。

そこで呼吸器の異常の有無や呼吸器の状態を詳しく調べられるように考案したのが「息切れ検診」です。体内の空気を入れ替える「換気」や、酸素を取り入れ二酸化炭素を排出する「ガス交換」といった呼吸機能を調べますが、併せて心血管系の異常や貧血、筋力低下などの原因がないかも確認できるようにしたものです。

私のクリニックでは喫煙歴が長い人、「今までとちょっと違うな」と感じる咳や息切れがある人、喫煙習慣と肥満、メタボリックシンドローム、高血圧、糖尿病、脂質異常症といった生活習慣病がある人、咳・息切れ症状とともに体力低下がある人に「息切れ検診」を受けてもらい、ＣＯＰＤなどの早期発見に努めています。

この息切れ検診は、現状どの医療機関でも受けられるわけではありませんが、呼吸器を専門とする医療機関であれば、必要に応じて同様の検査を行っているところは少なくありません。参考までに、私のクリニックで行う「息切れ検診」の内容を紹介します。国の健康づくり運動「健康日本21」でもＣＯＰＤの早期発見・治療介入を推奨していますから、今後はこうした息切れ検診が各地で普及していき、ＣＯＰＤや慢性呼吸器疾患の早期発見・進行予防が進んでいくことを願っています。

【「息切れ検診」の目的と手順】

【目的】 呼吸器系・心臓血管系・貧血・筋力低下を含むコンディション不良を鑑別する

【対象】　息切れ検診を希望する人、医師が必要と判断した人

【検査の内容・手順】

①パルスオキシメーター

②問診

③胸部X線検査

④心電図

（以下は、必要に応じて医師が判断して実施する）

⑤呼吸機能検査（スパイロメトリー）

⑥モストグラフ（気道抵抗検査）

⑦運動負荷試験（1分間椅子立ち上がりテスト）

【「息切れ検診」のおもな検査の詳細】

①パルスオキシメーター

指先にパルスオキシメーターという測定器を装着し、血液中の酸素飽和度と脈拍数の

チェックを行います。パルスオキシメーターは指に光を当てて、動脈血の中の酸素飽和度（ＳｐＯ２）を計測するものです。通常は99～95％で、90％未満の場合は呼吸のガス交換の機能が低下し、体が十分な酸素を取り込めなくなっている状態が疑われます。ただし数値は加齢とともに低下する傾向があり、高齢者では95％より低くても特に自覚症状がないこともあります。また寒さで指先の血流が悪くなっているときや極端な低血圧、マニキュアなどが原因で正確に測定できないこともあります。

②問診

問診では、これまでの経過や自覚症状等について聞き取りをします。息切れの程度は「修正ＭＲＣ息切れスケール」で評価をします。そのほか咳の有無、胸部の圧迫感や締めつけ感の有無、喫煙歴（1日の喫煙本数×年数）、既往歴、いつから（急激な経過か、慢性経過か）を尋ね、チェックリストに記載します。

③胸部Ｘ線検査

胸のＸ線検査は気管支や肺、心臓などの胸部の状態を知るのに欠かせない基本検査です。Ｘ線は空気や脂肪などの柔らかい組織は透過するため、画像には黒っぽく写ります。一

［図表8］胸部X線の写真

間質性肺疾患の胸部X線像

間質性肺疾患患者の肺では、線状・網状影やすりガラス陰影などが認められるとともに、肺の容積が減少し、横隔膜との境界に不明瞭さが見られる。

●健常人

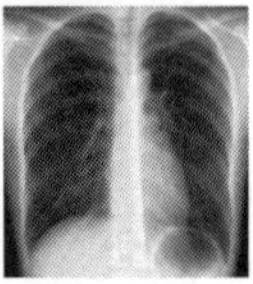

●間質性肺疾患患者

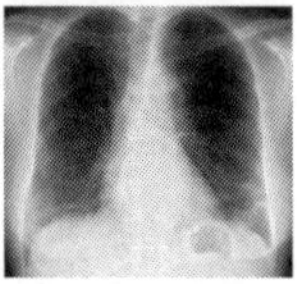

画像提供：井上義一先生 国立病院機構 近畿中央呼吸器センター

肺炎球菌による肺炎の胸部X線像

肺炎球菌を含む細菌性肺炎の場合には、肺が白っぽく変化し、浸潤影を呈する。インフルエンザ罹患後に肺炎球菌性肺炎を併発し、重症化した症例である。

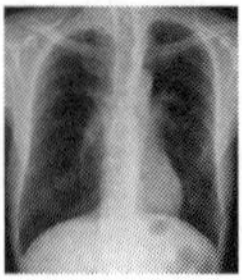

2016.3.9

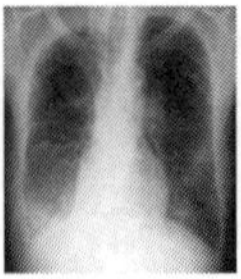

2016.3.25

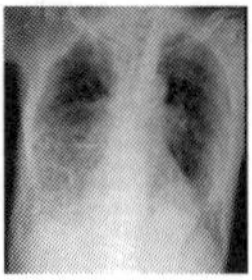

2016.3.26

方、骨はX線を通さないため白く写ります。血管や臓器では密度が高いところ、厚みのあるところはX線を通しづらく白っぽく見えます。

健康な場合、空気を含む肺のほとんどは黒く写ります。肺炎などで肺の広範囲に炎症が広がっていると、肺の多くが白っぽく見えます。黒い肺の中に境界が不明瞭な白い塊が見えるときは腫瘍の可能性もあります。間質性肺炎により、肺胞の周りの間質が線維化（硬く、厚くなる）すると白い網目のような模様が広がって見えます。こうした肺の疾患の有無のほか、心拡大などの心臓の異常がないかもチェックします。

④ 心電図

これも心臓の異常を調べる一般的な検査です。胸と両手首、両足首に電極をつけ、心臓が拍動するときに生じる電気信号を波形でとらえ、心臓の拍動の強さやリズムを調べます。呼吸機能低下の原因として心疾患がないかどうかを確認します。

⑤ 呼吸機能検査（スパイロメトリー）

肺活量などの呼吸機能を調べる基本的な検査です。使用するのはスパイロメーターと呼ばれる検査器です。検査方法はスパイロメーターのマウスピースを口にくわえ、鼻から空気が漏れないようにクリップで止めます。その状態で看護師の指示に従って息を吐いたり吸ったりします。

何度か呼吸を繰り返しながら、それ以上吐けないところまで息を吐き切る、それ以上吸えないところまで息を吸う、最大限に息を吸って一気にできるだけ速く吐き切る、といった動作をしながら呼吸機能をチェックします。この検査結果から次のような数値が分かります。

・**肺活量（％肺活量）**：最大限に息を吸ってから吐けるだけ吐いたときの空気量。％肺活量は年齢、性別、身長から予測した肺活量の何％かを表したもので、80％以上が正常。

・**努力肺活量**：最大限に息を吸い、一気に素早く吐いたときの肺活量。

・**1秒量**：吐き出し始めから1秒間で吐き出せる空気の量。

・**1秒率**：1秒量の努力肺活量に占める割合（1秒間で全体の何％を吐き出せたかの数値）。正常値は70％以上。

これらの指標から呼吸機能のどこに障害があるかが推測できます。％肺活量（1秒量）が80％未満の場合、肺が広がりにくくなり息を吸いにくい状態（間質性肺炎など）が考えられます。また1秒率が70％未満の場合、気道が狭くなり息を吐き出しにくい状態（COPD、気管支喘息など）が疑われます。呼吸器の慢性疾患が進んでくると、両方の換気障害が同時にあることもあります。

⑥モストグラフ（気道抵抗検査）

気道の状態を調べる検査です。この検査をすると気道抵抗の程度（空気の通りやすさ）や、抵抗が気道のどこで生じているかが分かります。検査方法は鼻にクリップをつけ、マウスピースをくわえて20秒程度、楽に呼吸をするだけです。これにより気道や肺胞の状態を「気道抵抗」という数値と色つきの波長グラフで確認することができます。

この検査で、長引く咳・息切れの裏にＣＯＰＤや気管支喘息が隠れていないか、簡単に調べることができます。また治療によって呼吸が楽になった（気道抵抗が少なくなった）ことを確認するのにも適しています。

⑦運動負荷試験（1分間椅子立ち上がりテスト）

軽い運動をしてもらい、運動によって血液中の酸素飽和度が下がるかどうか、呼吸困難が強くなるかどうかを調べます。1分間椅子立ち上がりテストでは、検査を受ける人に椅子に腰かけてもらい、両手を胸に当てて1分間で「立ち上がる・座る」という動作を繰り返してもらい、次の数値を確認します。

・検査前の酸素飽和度、呼吸困難・疲労の度合いの自己評価
・検査終了直後の酸素飽和度、呼吸困難・疲労の度合いの自己評価

・検査後1分、2分、3分の酸素飽和度、呼吸困難・疲労の度合いの自己評価
・検査中および検査後3分間の酸素飽和度最低値
・1分間の立ち上がり回数

進行したＣＯＰＤや間質性肺炎では、運動中に酸素飽和度の低下が顕著に現れることがあり、息切れ感の原因として、酸素欠乏の可能性を考慮する必要があります。一方で、酸素飽和度の低下がなくても、立ち上がり回数が少ない場合や途中で疲労から立ち上がれなくなった場合には、下肢筋力の低下が息切れの要因となっている可能性が考えられます。

このほか、医師が必要に応じて血液検査（ＢＮＰを含む一般採血検査）や胸部ＣＴ検査などを行う場合もあります。

咳・息切れが気になるときの受診先の選び方

長引く咳や息切れが気になったとき、どこの医療機関を受診すればいいか迷うことが多いと思います。なんらかの持病があってかかりつけ医がいる人は、まずはかかりつけ医に

相談します。必要に応じて地域の呼吸器専門医に紹介してもらえると思います。

かかりつけ医がいない人では、地域の「呼吸器内科（または呼吸器科）」の医師を探して受診するといいと思います。一般のクリニックでは診療案内の看板やホームページなどに内科・外科・皮膚科といった診療科を掲げています。これを標榜《ひょうぼう》科といってそのクリニックの医師の得意分野です。

複数の標榜科があるところでは、先に挙げてある診療科が医師の専門であり、自信があるという証拠です。ですから普通の「内科」より、冒頭に「呼吸器内科」と掲げているところを選ぶとより確実です。検査機器も、一般的な内科では胸部X線くらいしかないところも多いですが、呼吸器内科であれば呼吸機能検査（スパイロメトリー）やモストグラフなど、呼吸器専用の検査機器を備えているはずです。

さらに呼吸器の専門医にも気管支喘息に強い医師、ＣＯＰＤのような慢性呼吸器疾患の管理を得意とする医師など、それぞれに特徴があります。ホームページなどで医師の経歴等を確認するのもいいと思います。また診察の結果、慢性呼吸器疾患があった場合は治療・体調管理はかなり長期にわたります。通院のしやすさ、通院が困難になったときの対応などについても確認しておくと安心です。

ちなみに、呼吸器外科というのは肺がんや気胸などの病気の外科手術を専門とする医療機関になります。また咳・息切れとともに胸痛や動悸といった症状が強いときは、心疾患の可能性もあります。その場合は心臓を専門とする循環器内科の受診が必要です。

［第4章］

運動・食事・禁煙……
生活習慣の見直しで肺は強化できる！

生活習慣の見直しで、肺の寿命はもっと延ばせる

咳・息切れが気になる人は「息切れ検診」などで、肺などの病気がないか、呼吸機能が落ちていないか、一度チェックしてみます。それと同時に呼吸器の病気を予防し、大切な肺を少しでも長持ちさせるために日常生活で取り組めることもたくさんあります。

肺を守る生活習慣のポイントは大きく3つあります。

1つ目に挙げられるのが「禁煙」です。たばこを吸う習慣のある人は一日も早く禁煙するべきです。おそらく喫煙者は、たばこが肺に良くないことはすでに知っていると思います。「またか」「やっぱり」と思われるかもしれませんが、咳や痰、息切れがあるのに喫煙を続けるのは自ら肺の寿命を縮めているのと同じです。肺の病気を確実に防ぐ最も効果のある方法が禁煙なのです。

2つ目に「食事」です。肺の健康にとっては太りすぎもやせすぎも良くありません。肥満やメタボを指摘された人は食生活を見直し、少し体重を減らしましょう。また咳や息切れが強くなるとたくさん食べられなくなり、やせてくるようになります。やせて筋肉が減

少するとさらに呼吸困難は悪化します。毎回の食事で必要な栄養とエネルギーを取れるように心がけてほしいと思います。

３つ目が「運動」です。適度な運動は呼吸量を増やし、肺の機能を高めます。酸素を多く取り込めるのはウォーキングのような有酸素運動ですが、同時に筋肉を維持するため筋力トレーニングも組み合わせます。また呼吸をするときに使う胸や体幹の〝呼吸筋〟をほぐすストレッチ、〝呼吸筋〟を鍛える専用トレーニングなどもあります。

すでにＣＯＰＤ（慢性閉塞性肺疾患）などで呼吸機能の低下のある人も、こうした運動療法や呼吸リハビリが病気の進行を抑え、ＱＯＬの維持に有効なことが分かっています。息苦しさがあるとどうしても動きたくなくなりますが、無理のない範囲で体を動かすのは大切なことです。

禁煙とバランスの良い食事、適度な運動習慣。どれも当たり前のことばかりですが、全身の健康にとって良いことはそのまま肺の健康維持にもつながります。禁煙・食事・運動を肺を守る生活習慣の３つの柱として、それぞれの正しい知識や具体的な実践法を紹介していきます。

肺を守る「禁煙」の知識①
たばこの健康被害と禁煙の意義を理解する

近年は健康志向の高まりにより、日本の喫煙者は年々減少しています。厚生労働省の国民健康・栄養調査（2019年）によると、習慣的にたばこを吸う成人は男性で27・1%、女性で7・6%です。男性の約4人に1人、女性の13人に1人の割合です。

たばこの健康への影響については、何度も耳にしたことがあると思います。たばこの健康被害は非常に多岐にわたりますが、特に深刻な被害を挙げるとすれば「がん」と「COPD」です。

たばこの煙には約4000種類以上の化学物質が含まれ、約60種類以上もの発がん物質が確認されています。たばこの本数が多いほど、また喫煙期間が長いほど、細胞の遺伝子に傷がついて肺がんが発生しやすくなります。

肺がんのなかでも喫煙と関係の深い扁平上皮がんは「1日の喫煙本数×喫煙年数」が600を超えると、非喫煙者と比べて発症率が21倍以上になるとされています。さらに肺

［図表9］喫煙と呼吸機能低下の関係グラフ

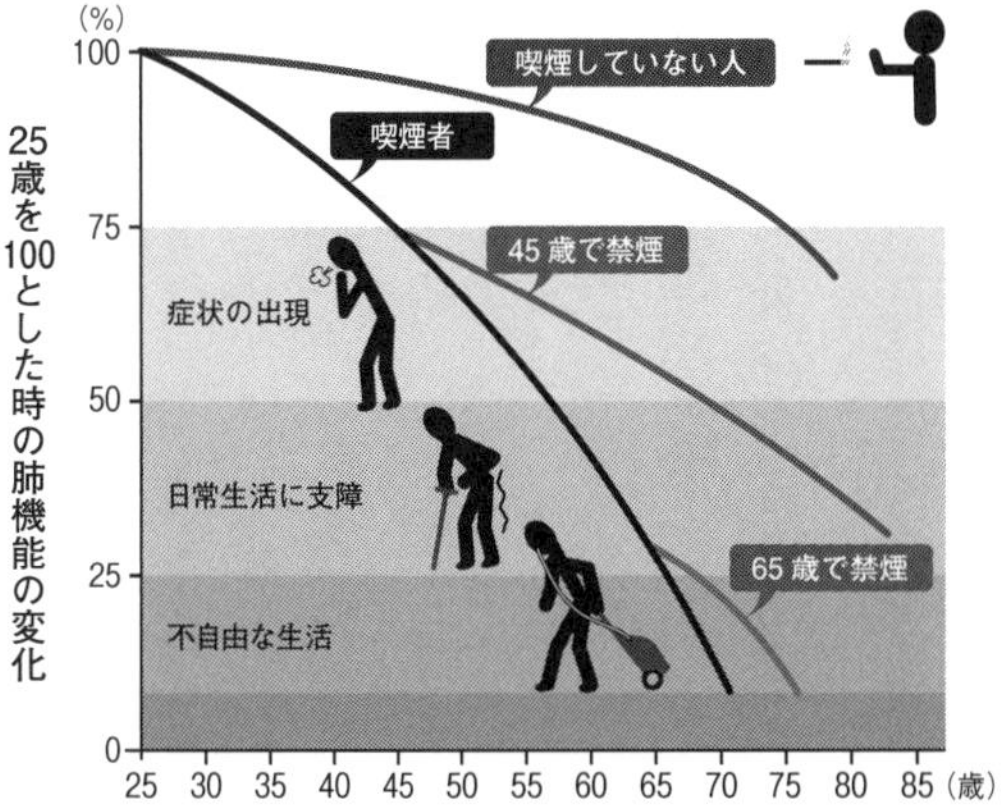

アストラゼネカ 「COPDとは？」を基に著者作成

がん以外にも口やのど、食道をはじめ、全身のあらゆる部位のがんのリスクを上げてしまうのが、たばこの怖さです。

また、たばこから出る副流煙にも注意が必要です。夫が1日20本以上喫煙するケースでは、副流煙を浴びている妻の肺がん死亡率が2倍に高まるという研究もあります。喫煙者自身の健康のためにも、大切な家族を守るためにも禁煙が推奨されます。

そしてＣＯＰＤは、たばこを吸わなければほぼ発症しない病気です。たばこを吸わない人でも加齢によって呼吸機能が徐々に低下しますが、たばこを吸う人は呼吸機能の低下が早い時期から起こり、低下のスピードも速いです（前ページ図表9）。例えば20代から多量の喫煙を続けたケースでは50代で肺機能が50％を下回り、息切れ等で日常生活に支障が出るようになります。そして60代後半には肺機能が30％を切り、何をしていても常に息苦しく、酸素吸入が手放せなくなります。

このような状態になってから後悔するより、少しでも早く禁煙に取り組んでください。当然早く禁煙するほど肺の障害は軽く済みますが、「喫煙歴が長いからもう遅い」ということもありません。禁煙した時点から機能低下にブレーキがかかり、肺を長持ちさせる効果があります。

肺を守る「禁煙」の知識②
「自分で禁煙を頑張ろう」と覚悟することが出発点

２００６年からは禁煙治療に健康保険が適用されるようになり、「禁煙外来」を掲げる医療機関も増えています。さらに２０１６年からは35歳未満の人は禁煙本数や喫煙期間にかかわらず、保険診療で禁煙治療を受けられるようになりました。国も喫煙を個人の嗜好・

習慣とみなすのではなく、ニコチン依存症という治療すべき疾患として積極的に治療をしていこうとしています。こうした動きにより、以前よりも禁煙に取り組みやすくなっている側面はあります。

しかし禁煙外来を受診しさえすれば簡単に禁煙ができるかというと、必ずしもそうではありません。私も呼吸器専門クリニックとして禁煙外来を設けるか検討したこともありますが、現在は禁煙だけを目的とした外来は受け付けていません。その理由は、1回の禁煙治療でたばこを卒業できる人はとても限られているからです。

特に「医師に禁煙するように言われた」「家族に勧められた」と言って受診してくる人は、治療期間中は禁煙ができていても、治療後に少し経つとほとんどの人が喫煙を再開してしまいます。

治療で禁煙できる人とできない人はどこに違いがあるのか、私もいろいろと考えてみましたが、結局は本人のやる気と覚悟ではないかと思っています。

禁煙を決意するきっかけやタイミングは人それぞれです。病気も禁煙の強い理由になりますが、禁煙のためにわざわざ病気になるわけにもいきません。家族や友人、親類の病気の話を聞いたときなどに、わが身を振り返って考えてみることが大切です。

高齢世代の禁煙の動機付けでよく〝効く〟のが「孫」の存在です。若い頃から30年、40年と喫煙を続けてきたような高齢男性は、妻や子どもが禁煙を勧めてもほとんど聞く耳をもちません。ですが、孫に「たばこくさい」と言われたり、「受動喫煙が心配だから、たばこを吸うなら孫に会わせない」と宣言されたりすると、素直に禁煙に従ったという話をよく聞きます。

中高年の男性では周りから禁煙を強く勧められ、かえって意地になって喫煙を続けているような人もいます。家族や周囲の人も大変だと思いますが、本人が素直に禁煙を受け入れられるよう、優しく根気よく関わってあげられるとよいと思います。

肺を守る「禁煙」の知識③
目に見えない肺のダメージを「見える化」して確認

私のクリニックでは「禁煙外来」という形での診療はしていませんが、患者のなかで現在たばこを吸っている人には診療のなかで禁煙を勧めています。

私が意識しているのは、たばこの怖さや肺のダメージを「見える化」することです。一般の人は喫煙によって肺が傷んでいても、自分の肺を直接目で見ることはできません。呼吸器専門医の私はたばこによってダメになった肺を数えきれないほど見ていますが、一般の人は肺にダメージが及ぶといっても、それがどういうことなのか具体的にイメージが湧かないことも多いはずです。そのため喫煙者の多くは「自分の肺はまだ大丈夫」という根拠のない自信をもっていたりします。

そこで私は折を見て、検査の数値や画像などで肺の状態を伝えるようにしています。データを知ることで「肺をもっと大事にしないといけないな」と実感でき、禁煙や生活の見直しを始める人もいます。この呼吸機能検査は、新型コロナウイルスが流行していた数年間は感染拡大予防のため、新規の検査を中止している医療機関が少なくありませんでしたが、新型コロナが5類に移行してからは以前と同様に検査を受けられるようになっています。気になる人は地域の呼吸器内科、呼吸器クリニックに相談します。

一方で、呼吸機能検査やモストグラフは禁煙や治療の効果、つまり禁煙や治療によってどのように肺機能や気道抵抗が改善したかを確認するときにも役立ち、効果を見える化することで、気持ちを切らさないよう、継続して患者さんの背中を押していくことができると考えています。

それから胸部X線検査やCTなどの画像検査で、肺の病気について説明することもあります。本人の画像ではないですが、長年の喫煙者でCOPDが進行して肺が穴だらけになったようなCTの症例見本を見せながら、こういう壊れた組織はもう治す方法はなく、こうならないように予防や管理をしていかなければならないなどと説明します。すると患者も具体的に病気やその進行をイメージできるためか、わが事として真剣に受け止め、禁煙を決めたり、行動が変わったりする人もいます。

このような症例画像はどこでも見られるわけではないと思いますが、日本呼吸器学会など、肺の病気の特徴や経過について解説しているウェブサイトもたくさんあります。たばこを吸い続けていると肺がどうなるのか、自身で調べて学ぶのも有意義です。

肺を守る「禁煙」の知識④
つらい離脱症状を抑えるための「禁煙補助薬」も活用

禁煙の意志が固まったら、迷わずスタートです。禁煙開始の時期を選べるなら、ストレスが強くなく安定して生活できる時期が最適ですが、先送りにしていると決心が鈍りやすくなります。思い立ったが吉日でまず一歩を踏み出します。

禁煙方法は、自分の力で禁煙に取り組むほか、市販の禁煙補助薬を使用する、医療機関を受診して医師の支援を受けながら禁煙を進めるという3つの方法があります。

自力で禁煙する場合、ニコチン依存度が強い人では禁煙を始めて数日はイライラや集中力の低下、疲労感、頭痛、眠気といった離脱症状が強く現れます。こうした症状は3日から長くても1週間ほどでなくなります。つらい離脱症状を抑えながら確実に禁煙をしたいというときは禁煙補助薬を活用する方法もあります。

禁煙補助薬は大きく次の2つの種類があります。医師や薬剤師に相談し、効果的な使用法などの指導を受けて薬を選びます。

・ニコチンパッチ、ニコチンガム

ニコチン入りのガムを噛んだり、ニコチンを含む貼り薬を皮膚に貼ったりして、ニコチンを体内に取り込むことで離脱症状をやわらげる薬です。少しずつニコチンの量を減らしながらニコチンのない状態に体を慣らしていき、2~3カ月前後で使用を終了します。処方薬のほか、薬店で市販薬も購入できます。

・バレニクリン（内服薬）

この薬を服用すると脳のニコチン受容体と結合し、たばこのニコチンが受容体と結合するのを阻止し、喫煙してもおいしくないと感じるようになります。禁煙の1週間前から飲み始め、標準的な使用法では12週間ほど服用を続けます。副作用として吐き気や便秘、頭痛、腹痛、めまいなどが報告されており、医師の処方が必要です。

一人で禁煙を続ける自信がない人や、すでに生活習慣病や呼吸器疾患のある人は医師とともに禁煙に取り組むと安心です。禁煙補助薬を処方するだけでなく、たばこを吸いたくなったときの対処法や生活上の注意について医師が指導をしたり、禁煙を続けられるように励ましたりしながら禁煙達成まで寄り添っていきます。

私は患者たちに「禁煙は登山のようなもの」とよく話します。医師はガイドとして登山者に方向を示したり、困ったときに支援をしたりします。ですが実際に山に登る（禁煙をする）のは登山者自身です。他人任せではなく、自分の力で一歩ずつ着実に進んでいくことが大事です。

禁煙成功者の人たちによると、禁煙をしたあとは嫌な痰のからみもなくなり、息をするだけで空気のおいしさ、すがすがしさに感動しています。そして口をそろえて「人のたばこの煙くらい嫌なものはない」と言います。ここまでくれば喫煙習慣が戻ってしまうことはありません。それは禁煙という山の頂にたどり着いた人だけが実感できる〝ごほうび〟なのだと思います。そういう人たちの誇らしげな顔を見ると私もうれしくなります。

禁煙について最後に一言付け加えると、時折、たばこが体に良くないからとたばこの本数を減らしたり、低タールの軽いたばこや電子たばこを選んだりしている人がいます。しかし、こうした方法は呼吸器の健康維持のためにはあまり意味がありません。

軽いたばこも電子たばこも化学物質や発がん物質を含みますし、長期に使用したときの健康への影響もまだよく分かっていません。米国では電子たばこによる肺疾患等の健康被害（死亡例含む）が多数報告されており、厚生労働省でも注意喚起をしています。たばこは「減らす」のではなく「やめる」ことに意義があると理解してください。

肺を守る「食事」の知識①
太りすぎやメタボの人は、ダイエットからスタート

職場の健診などで肥満やメタボリックシンドロームを指摘された人は、食生活を見直して体重を減らします。肥満やメタボがあると体内の炎症が増え、呼吸器疾患のリスクを上げてしまいます。内臓脂肪が蓄積すると横隔膜の動きが妨げられて呼吸がうまくできなくなり、息切れが起こりやすくなります。また肥満やメタボは高血圧や糖尿病などの生活習慣病を悪化させて動脈硬化を進めますから、肺にも心臓にも良くありません。

食事の見直しのポイントは特別なことはなく、いわゆる「健康的な食生活」を心がけていくことです。朝は忙しいので朝食を抜き、昼食や夕食は手早く食べられる麺類や丼物を

かき込む。こってりした料理や揚げ物が好きで、晩酌のビールも毎日欠かさない。外に飲みに行ったときは締めのラーメンまでがセット、というような食生活をしていると、特に過食しているつもりはなくても脂肪や糖質の取りすぎになり、肥満を招きます。

多忙な現役世代は必ずしも自炊にこだわらなくてもいいと思いますが、健康的な食べ方や食品の選び方を知り、できれば少しずつ切り替えていきます。

・食べ方のコツ

1日3食、規則正しく食べるのが基本です。食事を抜くと強い空腹から、次の食事で過食しやすくなったり、間食を食べすぎたりします。また夜遅い時間の食事も脂肪を溜め込みやすくします。仕事等で夕飯が遅い時間になるときは夕方に軽食を取り、帰宅後は軽いもので済ますほうが体への負担は少なくなります。また早食いや飲酒をしながらの食事も、過食の原因になります。食事はよく噛んでゆっくり食べる、飲料を酒から無糖のお茶などに置き換えるといったこともダイエットに有効です。

・控えたほうがいい食品

脂肪や糖質の多い食品は控えます。脂肪の多い肉類、揚げ物などのほか、麺類やパン、白米などの主食は糖質を多く含みます。減量中は主食を普段の半量くらいに減らすとダイエット効果が出やすくなります。イモ類のでんぷんも糖質なので食べすぎに注意します。さらに缶コーヒーなどの甘い飲料はもちろん、野菜ジュースなども飲みやすくするために多量の糖分（果糖ブドウ糖液糖など）が添加されているものがあります。市販の飲料は食品成分表を確認し、砂糖や糖分を含まないものを選ぶことです。

・積極的に取りたい食品

積極的に取りたいのは脂肪や糖の吸収を抑えたり、体外に排出したりする効果のある食物繊維です。食物繊維を多く含む食品は野菜や果物、海藻、キノコ類、玄米などの全粒穀物です。また魚に含まれるＤＨＡやＥＰＡといった「良い油」は中性脂肪値やコレステロール値を下げたり、体内の炎症を抑えたりする効果が確認されています。サバやマグロ、ブリ、サンマ、イワシ、アジ、鮭といった魚メニューを増やすことで摂取できます。ツナ缶、サバ缶などの缶詰も活用すると手軽です。魚のほかにクルミやアーモンドなどのナッツ類も低糖質で良い油が豊富です。小腹が空いたときは間食でナッツ類をつまめば空腹感も解消され良い油も取れます。

肺を守る「食事」の知識②
筋肉を維持するために「たんぱく質」をしっかり取る

前の項目とは反対で、やせ型の人、特に高齢でやせている人では呼吸に使う筋肉が減少することで十分に肺を広げられなくなり、息切れや呼吸困難が強くなることがあります。筋肉が減ってしまう原因は運動不足と栄養不足、加齢による変化などがあります。

年をとって息切れなどがあると、体を動かす機会が少なくなります。体を動かさないとお腹もすかず、食欲が低下します。買い物や調理もおっくうになって簡単なもので済ましていると、毎日食事をしていても必要な栄養やエネルギーが取れていない栄養不足に陥ります。すると不足するエネルギーを補うために筋肉が消費され、下肢や体幹の筋肉量が減少してしまうのです。そして筋肉が減ると少し動いただけで息切れや疲労感が強くなり、運動不足・栄養不足が急速に進んでいきます。まさに悪循環です。

呼吸器の疾患がなくても、年齢とともに筋肉量は年々減少します。一般的には筋肉量は20歳頃をピークとして以降は少しずつ減少し、70代では20代の4割程度にまで減少するといわれています。筋肉を減らさないために重要なことは、毎日の食事で必要なエネルギーや栄養をきちんと取り、積極的に体を動かすことです。

特に栄養素では、筋肉の材料となるたんぱく質をしっかり取ります。若い頃には食事で取ったたんぱく質から効率よく筋肉を合成することができますが、年をとると筋肉を合成する力も落ちてきます。年をとったら、むしろ若い頃以上に意識してたんぱく質を取ってほしいと思います。

・たんぱく質の多い食品

良質なたんぱく質を多く含むのは肉類、魚介類、卵、牛乳、乳製品といった動物性の食品です。また大豆や豆腐・納豆といった大豆製品には植物性のたんぱく質が豊富です。特に筋肉合成に重要な役割をもつ分岐鎖アミノ酸（ＢＣＡＡ）を多く含んでいるのが、マグロ、カツオ、アジ、サンマ、鶏肉（ムネ肉、モモ肉）、牛肉、卵、高野豆腐、納豆、牛乳、チーズなどです。こうした食品を3食の食事で意識して取ります。

肺を守る「食事」の知識③
息苦しさで食べられない人は、食事回数を多く

ＣＯＰＤや慢性呼吸器疾患で呼吸機能が低下している人は、食事の取り方にも注意が必要になります。ＣＯＰＤなどのある人は、食事をたくさん食べると膨らんだ胃が横隔膜を圧迫して呼吸がしづらくなるため、一度に多くの量を食べられなくなります。さらに呼吸機能が低下していると、呼吸をするだけでたくさんのエネルギーを消費するようになります。たくさん食べられないうえに消費エネルギーが多くなるため、以前と同じ食べ方をしているとどんどんやせていってしまいます。定期的に体重を量り、体重減少が進んでいないかチェックが必要です。

呼吸困難でたくさん食べられない人の食事のコツは次の3つです。

・**食事の回数を増やす**

まずは食事の回数を増やすことです。1日3食のほかに間食を1～2回プラスして一日の食事量を増やします。間食には牛乳やチーズ、ゆで卵などのたんぱく質が取れるものがおすすめです。ほかに季節の果物やスイーツ、おにぎりやサンドイッチのような補食になるものもよいです。自分の好きなもの、食べやすいもので栄養を確保します。

・**少量で高エネルギーの食品を取る**

少量でもエネルギー量が高いのが植物油やバター、クリーム等を使った脂肪分の多い料理です。煮物よりも炒め物・揚げ物、白飯よりもチャーハン、かけそばよりも天ぷらそば、食パンにはバターやピーナツバターを塗るというように油脂を使った料理を選びます。野菜サラダもマヨネーズやドレッシングで油分を加えるとエネルギー量を増やせます。また食事だけで必要な栄養やエネルギーを取るのが難しいときは、エネルギーを手軽に補給できる栄養補助食品を活用するのもいいでしょう。医師や栄養士、薬剤師などに相談してみてください。

・お腹が膨れるものを避け、ゆっくり食べる

食事中にお茶や水分を飲みすぎると、必要な栄養を取る前にお腹がいっぱいになるので控えます。ビールや炭酸飲料、サツマイモなどの炭酸ガスを含む食品も同様です。また早食いをすると食事とともに空気を大量に飲み込んでしまい、やはりお腹が膨れます。落ち着いてゆっくりと食事をすることが大切です。

肺を守る「食事」の知識④
喘息や咳の原因になるアルコール・刺激物を控える

気管支喘息がある人では、食品や飲料が喘息発作の誘因になることがあります。よく知られているのが「アルコール誘発喘息」です。

アルコールが肝臓で代謝される際にアセトアルデヒドという有害物質ができます。このアセトアルデヒドには気道の粘膜を収縮させる作用があり、咳や息苦しさが強くなることがあります。また、ビールなどに含まれる特定の成分やワインに使われる酸化防止剤がアレルゲンとなり、喘息を引き起こす可能性も指摘されています。もちろん個人差はありますが、喘息患者の約6割が飲酒によって症状が悪化するともいわれています。

そのほか唐辛子などの香辛料、酢、炭酸飲料などが気道を刺激し、咳が増えることもあります。特に唐辛子の主成分であるカプサイシンは、気道の咳の受容器と結びついて咳を起こします。ヒスタミンやコリンといった気道を収縮させる成分を含む食品（タケノコ、ヤマイモ、サトイモ、ホウレンソウ、ナスなど）が症状悪化につながることもあります。食物アレルギーのアレルゲンと特定されたもの以外でなければ、食べてはいけないということではありませんが、自分の体調・体質をよく知って食品選びの参考にするとよいと思います。

肺を守る「運動」の知識①
ウォーキングなどの適度な運動が、肺の機能を高める

肺の健康を守るためには運動が欠かせません。私たちの体は、使わない機能は衰えるようにできています。息切れがあるから、すぐに疲れてしまうからと体を動かさないでいる

と呼吸機能も筋力もどんどん低下してしまいます。

反対に慢性呼吸器疾患がある人でも運動習慣を身につけ、日常生活のなかで意識して体を動かすようにすれば病気の進行を予防し、肺の機能を長持ちさせることができます。近年は実際のCOPDや気管支喘息、間質性肺炎などの慢性呼吸器疾患の治療にも「運動療法」が取り入れられています。運動療法の効果では次のようなことが挙げられます。

・息切れの改善
・風邪などの感染症にかかりにくくなる
・呼吸器疾患や感染症での入院の減少
・筋力・体力の向上
・食欲の向上
・活動量の向上、QOLの向上

適度な運動をして汗をかけば気分が爽快になりますし、お腹がすいてご飯もおいしく食べられます。また息切れを気にせずに動けるようになれば、買い物でも旅行でも好きなことをできるようになり、生活の充実度がぐんと上がります。生活のなかで無理なくできる運動を習慣にしていくことも大切です。

肺の機能維持・向上のために効果的なのは、酸素を取り入れながら行う有酸素運動、筋肉を強化する筋力トレーニング、呼吸の筋肉をしなやかにするストレッチです。

最初の有酸素運動とは、酸素を取り込みながら長時間持続して行える軽度～中等度の運動を指します。安静時よりも多くの空気を吸ったり吐いたりするため、呼吸機能や肺活量を鍛えられます。ウォーキングやランニング、自転車こぎ、水泳などが有酸素運動に該当しますが、最も身近で手軽に行えるのがウォーキングです。

ウォーキングの目安としては1回30～60分、週に3～4回ほど歩けるといいと思います。まとまった時間がとれない人は10分×3回といった細切れの運動もかまいません。最近はスマートフォンのアプリでも歩数や歩行時間、歩行距離などが測れるものがたくさん出ています。「1日8000歩を目標に」「1日合計40分は歩こう」と自分なりの目標を決めて取り組むと励みになります。

また家族や地域の仲間といっしょに歩くのも続ける理由になります。続けるうちに同じ距離を楽に歩けるようになってくると、体力の向上も実感できます。その場合は少しずつ距離を伸ばしたり、歩く速さをアップしたりしていきます。

呼吸機能が低下している人も、ゆっくりした歩行でいいので1回30分、週に数回くらい歩くことからスタートを。息切れが出てきたら休み、呼吸を整えて再開します。

肺を守る「運動」の知識②
筋肉を維持するためには筋力トレーニングを

呼吸機能の維持のためにも、運動を続けるためにも大切なのが筋肉を減らさないようにすることです。特に下肢の筋肉が減少すると歩行が不安定になり、活動量が減少して転倒・骨折のリスクも高まります。「いつもウォーキングをして足腰を鍛えているから大丈夫」と思う人もいるかもしれませんが、実はウォーキングだけでは筋肉を増やす効果はあまり期待できません。

筋肉を増やすには、筋肉に負荷をかける筋力トレーニングが必要です。筋肉に強い力をかけると筋肉の線維に小さな傷がつき、それが修復される過程で筋線維が太く大きくなっていきます。高齢の人でも正しくトレーニングをすれば、筋肉を維持したり増やしたりすることができます。

筋力トレーニングの種類では、下肢を鍛える「スクワット」や「かかと上げ」、体幹を使う「腹筋運動」などがあります。体力に合わせてそれぞれ1日10回程度、週に2～3回から始め、少しずつ回数を増やしていきます。

運動の強度は「ややきついと感じる程度」が目安です。あまり強度が軽いと筋肉を増やす効果が得られません。呼吸は動作に合わせて自然に行い、息を止めないようにします。息切れが強くなったときは休憩を入れ、体調が悪いときは無理をせずに運動量を減らします。

私のクリニックでも、慢性呼吸器疾患のある人や呼吸機能を向上させたい中高年世代を対象に、呼吸に使う体幹の筋肉と下肢の筋肉を強化する運動プログラムを指導しています。「寝ながらできる運動」からスタートし、それができたら「座ってできる運動」「立ってできる運動」を進めてもらいます。それぞれの内容は以下のとおりです。

【慢性呼吸器疾患を予防・改善するための運動プログラム】

［寝ながらできる運動］

①足上げ（左右10回）：仰向けになり、鼻から息を吸いながら片脚を上げ、吐き終わるまでに下ろします。

②ブリッジ（10回）：仰向けで両膝を立てて、鼻から息を吸いながらお尻を持ち上げ、吐き終わるまでに下ろします。

③膝立て（左右10回）：仰向けになり、鼻から息を吸いながら片足の膝を立て、吐き終わるまでに伸ばします。

④足首運動（20回）：仰向けで膝を伸ばし、足首を上げたり下げたりします。

⑤腹筋（10回）：仰向けの状態で両手を胸の前で組み、鼻から息を吸います。口から息を吐きながら頭を持ち上げ、吐き終わるまでに戻します。

⑥ねじり腹筋（左右5回）：仰向けの状態で両手を頭の下で組み、鼻から息を吸います。口から息を吐きながら、反対側の肘と膝を近づけ、吐き終わるまでに戻します。

【座ってできる運動】

①膝伸ばし（左右20回）：背筋を伸ばし、息を吸いながら片足ずつ膝を伸ばします。

②もも上げ（左右20回）：背筋を伸ばし、息を吸いながら片足ずつももを上げます。

【立ってできる運動】

①アキレス腱伸ばし（左右10回）：片足を後方に引き、アキレス腱を伸ばします。

②つま先立ち（10回）：椅子の背もたれを持って立ち、息を吐きながらかかとを上げます。

③足を横に上げる（左右20回）：椅子の背もたれを持って立ち、息を吐きながら足を横に上げます。

④足を後ろに上げる（左右20回）：椅子の背もたれを持って立ち、息を吐きながら足を後ろに上げます。

肺を守る「運動」の知識③
呼吸を深くする「呼吸筋」のストレッチ

呼吸に使う筋肉は首から胸、腹部にかけてたくさんあります。息を吸うときに使われる筋肉（吸息筋）には首の胸鎖乳突筋《きょうさにゅうとつきん》、斜角筋、背中を広く覆う僧帽筋、胸の肋骨の間にある傍胸骨内肋間筋《ぼうきょうこつないろっかんきん》、外肋間筋、そして横隔膜があります。また息を吐くときに使う筋肉（呼息筋）には肋骨の間にある内肋間筋、肋骨から腹部にかけての外腹斜筋、腹横筋、内腹斜筋、腹直筋などがあります。

こうした呼吸筋が硬くなり柔軟性がなくなると胸郭が広がりにくくなり、肺に溜まった空気を押し出す力も不足して深い呼吸ができなくなります。意識的に呼吸筋のストレッチを行うと呼吸機能の維持に役立ちます。隙間時間で腕を回す、肩をほぐす、背中をゆっくり丸めたり反らしたりする、脇腹を伸ばす、といった呼吸筋のストレッチを行いましょう。

肺を守る「運動」の知識④
息苦しさをやわらげる「口すぼめ呼吸」「腹式呼吸」

ＣＯＰＤなどで息切れが強いと、呼吸がつらくてなかなか運動ができないという人もいます。そういう場合は「口すぼめ呼吸」や「腹式呼吸」を身につけると、運動中や日常生活の息苦しさをやわらげることができます。

ＣＯＰＤの人は息を吐こうとすると気管支がつぶれてしまい、肺胞の空気が出ていきづらくなります。このため息を吐けず、吸うこともできずに呼吸困難が生じます。しかし、口をすぼめて息を吐くと気道に内圧がかかって気管支がつぶれにくくなり、肺胞の空気を効率よく吐き出すことができます。

・口すぼめ呼吸

口すぼめ呼吸のやり方は鼻から息を吸い、口笛を吹くように口をすぼめてゆっくりと吐き出します。鼻から2秒で吸って、口から4秒で吐くようなイメージです。ウォーキング

［図表10］口すぼめ呼吸

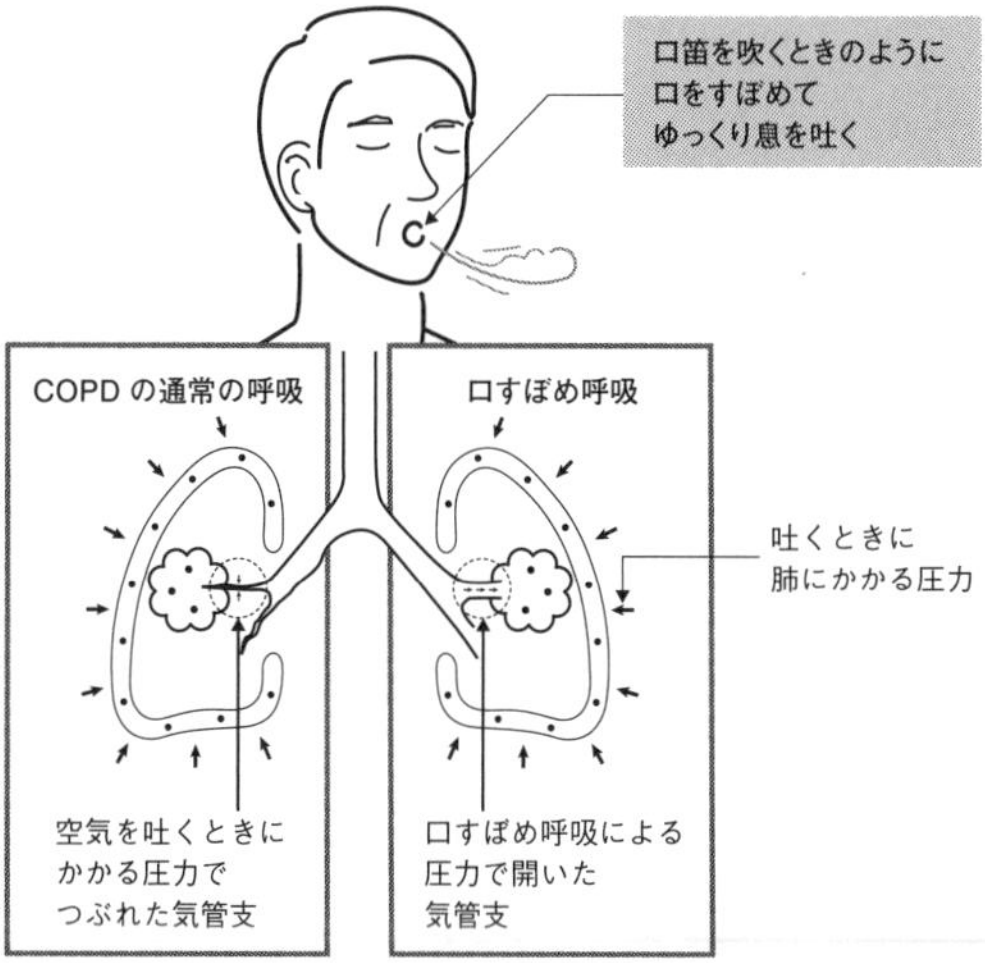

日本ベーリンガーインゲルハイム
「-呼吸リハビリテーション-口すぼめ呼吸」を基に著者作成

のときなども歩数と呼吸を合わせて2歩で鼻から吸って、次の4歩で口をすぼめて吐くというリズムにすると歩行中の呼吸が楽になります。

・腹式呼吸

腹式呼吸は横隔膜を使って胸郭を広げたり縮めたりして、呼吸を助ける方法です。初めは仰向けに寝て、胸とお腹に手を当てた姿勢でスタートします。鼻から息を吸いながらお腹を膨らませ、吐くときはお腹の力を抜き、口をすぼめてゆっくりと吐きます。お腹を使う腹式呼吸の感覚を覚えたら、座った姿勢や立った姿勢でも同様に行います。なおCOPD患者では肺が膨らんで腹式呼吸ができない人もいますので、医師に相談してください。

以上の禁煙、食事、運動のほかに、感染症予防も重要です。呼吸機能が低下している人は、風邪などの感染症にかかったときに咳や息切れ、呼吸困難が強くなり、肺炎などを起こして重症化するリスクが高いです。人の集まる場所に行くときにはマスクを着用すること、外出先から帰宅したときや食事前などにはしっかり手洗いをするなどして、感染症を予防していくことがポイントです。新型コロナウイルスの流行でマスク着用や手洗いが習慣づいたという人も多いと思いますが、今後も感染症が流行しているときは忘れずに対策を継続することが大事です。

また高齢者や慢性呼吸器疾患がある人、生活習慣病などの基礎疾患がある人は、肺感染症を防ぐためにワクチン接種を推奨します。ワクチンには、成人用の肺炎球菌ワクチン、インフルエンザワクチン、新型コロナウイルスワクチンなどが挙げられます。公費（無料）で受けられるものもあれば自己負担が生じるものもあり、ワクチンで感染・発症を100％防げるわけではないですが、肺感染症の重症化を防ぐ効果が高いことは科学的に確認されています。受けられるときに受けておくと安心です。

禁煙・食事・運動を基本として肺を守る生活習慣は、単独でなく組み合わせることでより効果を発揮します。咳や息切れが気になる人は、できることからでかまいませんから、少しずつ生活に取り入れてほしいと思います。健康な人であれば肺の機能向上も期待できます。すでに肺の慢性疾患がある人は、かかりつけの医師に確認したうえで食事改善や運動に取り組めばより安心です。生活習慣の改善をしても咳や息切れなどが続くときは、早めに医療機関を受診することが大事です。

［第5章］

早期の治療で肺を守る！
さまざまな肺の病気の症例別治療法

肺の慢性疾患の治療は「長く付き合っていく」姿勢で

咳・息切れが気になる。咳などの症状が何カ月も続いている。咳・息切れが少しずつひどくなっている。日常動作をしていてもつらく、生活に支障が出てきた。そういうときは呼吸器内科や呼吸器クリニックを受診します。

咳・息切れを起こす疾患には多くの種類があります。さらにその人のもともとの健康状態や年齢・体力等によって、症状の現れ方も治療法も変わります。

健康な人であれば、風邪などの感染症にかかっても1～2週間で自然に治り、咳や呼吸器症状もきれいになくなります。しかし体力が低下した高齢者ではインフルエンザ感染から1カ月経っても咳や痰が続いてしまい、よくよく調べてみると肺炎を発症していたようなケースも珍しくありません。

見た目には同じ咳に見えても、実態はまったく異なることもあります。「なんだかおかしい」「いつもと違う」と感じる呼吸器症状があるときは、早めに受診します。

COPD（慢性閉塞性肺疾患）や間質性肺炎が疑われる場合も、早期に治療を始めるほど肺の機能低下を防ぐことができます。これらの疾患で肺の障害が進んでいると、治療をしても元の健康な肺を取り戻すことはできません。それ以上に呼吸機能が低下しないように呼吸を楽にする薬を飲みながら、運動療法や呼吸リハビリ、食事療法などを長期にわたり続けていくことになります。

症状が進行して酸素をうまく取り込めなくなってきたときは、チューブで酸素を吸入する酸素療法も行います。COPDや間質性肺炎などの慢性呼吸器疾患の治療は短期間で「治す」というよりも、「長く付き合っていく」つもりで根気よく続けていくことが大切になります。

そのほか、特に喫煙者や過去に長い喫煙習慣がある人は、定期的に息切れ検診やがん検診を受けて呼吸器の状態をチェックします。そして検診で疾患の疑いを指摘されたときは精密検査が必要です。

COPDも肺がんも早期にはほとんど自覚症状がありません。COPDを早期発見するには呼吸機能検査や胸部X線・CTで調べる必要がありますし、肺がんを早期発見する唯一の方法はがん検診です。がん検診は、一定の年齢ごとに自治体が検診費用を助成しているところも多いです。呼吸機能検査は職場の定期健診や自治体の健康診断のオプションで受けられるケースもありますから、そうした機会がある人は健診・検査を積極的に活用してください。

咳・息切れの治療①

ＣＯＰＤ（慢性閉塞性肺疾患）の治療……薬物療法と呼吸リハビリ、酸素療法

ＣＯＰＤの治療の第一歩は禁煙です。たばこを吸っている人はまず禁煙からスタートです。禁煙と同時に呼吸を楽にする薬物療法を行い、運動療法や呼吸リハビリも指導していきます。症状が進んで食欲低下や体重減少があるときには栄養療法を、呼吸不全が進んでいるときは酸素療法を行っていきます。

・薬物療法

ＣＯＰＤ治療で使うおもな薬は、狭くなった気管支を広げる気管支拡張薬が中心になります。吸入薬の気管支拡張薬には抗コリン薬＝ＬＡＭＡ、β２刺激薬＝ＬＡＢＡ、両者の

合剤などがあります。また気道の炎症を抑える目的で吸入ステロイド（ＩＣＳ）を使用することもあります。また、ＬＡＢＡとＩＣＳの合剤もあります。

近年、ＣＯＰＤの治療で注目を集めているのが一つの吸入薬でＬＡＢＡ、ＬＡＭＡ、ＩＣＳを投与できるトリプルセラピーという治療法です。ＣＯＰＤの重症例や喘息を合併している症例ではトリプルセラピーが高い効果を上げることがあります。

そのほかＣＯＰＤの飲み薬には痰の切れをよくする去痰《きょたん》薬（Ｌ－カルボシステイン、アンブロキソール塩酸塩）や内服の気管支拡張薬（テオフィリン）などがあります。いずれも医師や薬剤師に使用法を確認し、指示を守って使用しましょう。

・運動療法、呼吸リハビリ、栄養療法

息切れがあるときはゆっくりでもいいので、ウォーキングなどの有酸素運動に取り組みましょう。体を動かすと息苦しいときは「口すぼめ呼吸」や「腹式呼吸」で長く息を吐くことを意識します。呼吸機能を高める体操も習慣として続けていきましょう。体重・体格に合わせて食事内容や食事量も調整します。

・酸素療法

肺の障害が進んで呼吸不全（動脈血中の酸素分圧が55mmHg以下）になると、酸素療法が必要になります。酸素療法は鼻につけたチューブ（カニューラ）や酸素マスクから、濃縮した酸素を吸入する方法です。不足した酸素を補うことで呼吸苦がやわらぎ、日常生活動作も楽に動けるようになります。

自宅で行う酸素療法を在宅酸素療法（ＨＯＴ：Home Oxygen Therapy）といいます。室内では居室に置いた酸素濃縮装置から酸素を吸入します。これは空気中に多く含まれる窒素を吸着することで酸素をより濃縮した状態で吸入することができるため、酸素切れを心配することなく、安心して使用できます。酸素ボンベを携帯すれば屋外にも出られるので買い物や旅行に出かけることもできますが、この際には酸素の残量に注意する必要があります。最近では、ホテルや旅館などに宿泊する予定があるときには、事前に酸素業者に相談しておくと、あらかじめ先回りして酸素濃縮器を届けてもらえるサービスもあります。

酸素吸入が必要になると、酸素濃縮装置や酸素ボンベ、カニューラの扱い方を覚える必要がありますし、生活上の注意もありますが、早く酸素療法を始めたほうが活動量を保つことができ、肺の機能維持にもつながります。

一方、通常の酸素を吸入する酸素療法だけでは呼吸苦が軽減できない場合や、呼吸筋が疲労して二酸化炭素を吐ききれなくなり換気不良となった場合には、呼吸をサポートする機器を併用する方法があります。鼻や口を覆うマスクを装着して気道に圧をかけることで少ない吸気努力で息が吸いやすくし、また息を吐いても肺が虚脱しないようにすることで呼吸苦の軽減と酸素化の改善が期待できるNPPV（陽圧をかけて換気を促す呼吸補助器）という方法が用いられます。さらに最近ではこの方法に加えて、軽度の換気不良を呈するCOPD患者に対して、加湿加温した高流入の酸素・空気を吸入するハイフローセラピーという呼吸管理法が在宅でも行うことが可能となっています。このように、酸素が必要となっても住み慣れた自宅や地域で引き続き生活することができます。

COPD（慢性閉塞性肺疾患）の治療例

【ケース1】 喘息を伴うCOPD。トリプルセラピーで呼吸が楽にできるように

［基本情報］

年齢・性別：71歳、男性

主訴：呼吸困難

現病歴：今までも風邪をひくと喘鳴や息苦しさを自覚していたが、医療機関で風邪薬をもらう際に気管支拡張剤を処方してもらい、対応していた。その後、鼻水・鼻づまりとともに味覚・嗅覚の異常が出現し、また喘鳴を伴う呼吸困難が認められたため、以前に処方された気管支拡張剤を使用したが改善に乏しく、当院を受診した。その際に行ったCOVID-19のPCR検査は陰性であった。

既往歴：副鼻腔炎

喫煙歴：1日20本・40年間

アレルギー歴：花粉症

職業歴：事務職を定年退職後、農業に従事

現症：意識清明、身長：１６８cm、体重：58kg、呼吸回数：18－20回／分、
血圧：１４０／80、鎖骨上のへこみあり、チアノーゼなし、ＳｐＯ２：91％

［診断、治療］

呼吸機能検査や血液検査、呼気ＮＯ検査などから気管支喘息を伴うＣＯＰＤと診断。喘鳴や夜間・起床時の咳も激しく、気道に強い炎症があることから、気管支拡張剤の一種である長時間作用型β刺激剤（ＬＡＢＡ）と吸入ステロイド（ＩＣＳ）の合剤で治療を開始しました。しかし効果が不十分であったため、ＩＣＳ・ＬＡＢＡ・長時間作用型抗コリン剤（ＬＡＭＡ）の３剤を用いたトリプルセラピーに変更したところ、気道の炎症が改善し、喘鳴や呼吸困難の症状が著しく改善しました。

治療開始から1年が経つ現在もステロイドの量を減量しながらトリプルセラピーを継続していますが、同様の発作は見られず、経過良好です。またこれまで挫折を繰り返すばかりであった禁煙も、発作を契機として継続しています。本当はもう少し早く禁煙してほしかったところではあります。加えて、毎日30分の散歩や体操、そして、インフル

エンザや新型コロナウイルスワクチン接種など、感染予防にも積極的に取り組んでもらっています。

【ケース２】 風邪をきっかけにＣＯＰＤが悪化。在宅ハイフローセラピーを導入

［基本情報］

年齢・性別：79歳、女性

主訴：呼吸困難

現病歴：ＣＯＰＤによる慢性呼吸不全で在宅酸素療法（ＨＯＴ）を導入中、風邪をひいたのを契機に増悪《ぞうあく》を繰り返していた。そのたびに呼吸困難が増強し、また少し動いただけでも酸素飽和度の低下が認められるようになった。加えて食欲の低下が顕著となり、１年間で８kgの体重減少が認められた。最近では起床後も眠気が持続し、午後になるとようやく頭がはっきりするとのことであった。

現症：身長：１６１cm、体重：51kg（１年でマイナス８kg）、ＳpＯ２：88％、血圧：１１５／70、手指のチアノーゼなし、ばち状指なし、呼吸音：低下、ひざ下に

軽度の浮腫あり

［診断、治療］

風邪等をきっかけにＣＯＰＤが増悪していき、高度に呼吸機能が低下した状態でした。このため、トリプルセラピーを開始するとともに、酸素欠乏に対する在宅酸素療法（ＨＯＴ）を導入しましたが、日中の眠気や呼吸苦の改善が認められず、動脈血ガス分析を行いました。結果、動脈血中の二酸化炭素分圧が53mmHgと蓄積傾向が認められ、換気不全を併発していることが判明しました。そこで、酸素吸入のみの治療からハイフローセラピーへと変更したところ、眠気や呼吸苦は速やかに改善しました。

一方で、換気不全の誘因として、筋肉量の減少から呼吸筋力の低下や筋肉疲労を起こしたことが考えられましたが、今回ハイフローセラピーを導入したことで食事の際の疲労感が軽減し、食べようという意欲がよみがえってきました。そこで、食事回数の増加や高エネルギー補助食品の活用などを指導するとともに、介護保険の訪問サービスなどでリハビリや体を動かす時間をつくるように計画しました。最近では、日中は体を起こして過ごせる時間が少しずつ増えてきています。

咳・息切れの治療②

気管支喘息の治療……気道の炎症を抑え、発作がないときもコントロールを継続

気管支喘息の治療は、喘息の症状が起きないように生活・体調をコントロールすることと、薬物療法が大きな柱になります。

近年、喘息治療では吸入ステロイドを中心に有効な薬剤が開発され、喘息で亡くなる人は激減しています。しかしながら一方で、治療を行うことで症状が消失し、日常生活を健常人と同じように送れるようになると、つい「喘息が治った」と勘違いして、薬をやめてしまう人が少なくありません。

しかし喘息患者の気道では、咳などの症状がなくても炎症が継続しており、風邪などの感染症や強いストレスなどをきっかけに、炎症の増悪から気道の収縮・喀痰の増加などが起こり、喘鳴や呼吸困難を来し、その結果、重篤な喘息発作に至ることもあります。また、治療を怠り喘息症状の悪化を繰り返すことで、気管支拡張剤を吸入しても気道狭窄が改善しない気道リモデリングという病態に移行していくことがあります。喘息の症状が軽くなっ

たときにも油断をせず、医師の指示を守って体調管理や薬物療法を続けていくことが大切です。

私のクリニックでは喘息のある患者たちに「喘息管理手帳」を渡しています。COPD管理手帳と同じように体調などを記録してもらい、それを基に日頃の喘息の状態を把握しながら治療の継続を図れるよう指導しています。

・生活管理

喘息発作の誘因が分かっている人はそれを避けるのが基本です。ホコリやハウスダスト、花粉が良くない人はこまめに掃除や洗濯、換気をする、ホコリの多い場所ではマスクを着用するなどの対応をします。風邪やインフルエンザなどの感染症が流行しているときもマスク着用や手洗いを徹底します。ワクチンで防げる感染症はワクチン接種で予防します。

そのほか疲労やストレス、飲酒などが喘息を悪化させることもあります。普段から規則正しい生活を心がけ、睡眠や休息をしっかり確保します。飲酒で症状が悪化する人は飲酒を控え、たばこを吸う人は禁煙をします。

・喘息コントロール

薬物療法や生活管理で喘息が完全にコントロールされていると、息切れや喘鳴などがまったくない状態になります。「ほとんど症状がないが、時々ゼイゼイする」「たまに発作止めを使う」というのは、厳密にいえば喘息コントロールが不十分な証拠です。

喘息のコントロール状況をチェックするテストに「ＡＣＴ（Asthma Control Test）」があります。喘息治療をしている人は定期的にＡＣＴで自分の状況をチェックしてみるといいでしょう。

・薬物療法

喘息の薬物療法には「長期管理薬」と「発作治療薬」があります。

長期管理薬には、狭くなった気管支を広げる気管支拡張薬（吸入薬の抗コリン薬・ＬＡＭＡやβ2刺激薬・ＬＡＢＡ、内服薬のテオフィリン）と、気道の炎症を抑える薬（吸入ステロイド・ＩＣＳ、内服薬のロイコトリエン受容体拮抗薬）があります。息苦しさをやわらげるのには気管支拡張薬が有効ですが、それだけでは気道の炎症を抑えられず、すぐに喘息が再燃してしまいます。必ず気管支拡張薬と吸入ステロイドの2本立てで、長期に管理をしていくことが大切です。

喘息治療ガイドラインでは、喘息重症度に応じて推奨される薬剤が段階的に提示されていて、患者の状態に寄り添った治療が行えるようになっています。ただし、軽症であっても重症であっても変わらないのが吸入ステロイド治療です。気道の炎症を抑える治療が根本にないと喘息を長期的に安定してコントロールすることができません。

喘息症状が少し良くなると「喘息が治ったのかしら」と考えて吸入ステロイドを自己判断で中止してしまう人が非常に多いですが、ほとんどの場合、しばらくの間は症状が出なくてもなんらかの要因で再燃しますので、治療の継続が必要です。

一方、発作治療薬は速効性の吸入気管支拡張薬（発作止め）です。発作のときだけに使用します。息苦しさが出てくる、のどがヒューヒュー鳴るなど、発作の前ぶれ症状を感じたときや発作が始まった早い段階で使用すると、すみやかに症状を抑える効果があります。発作止めを乱用することは避け、医師が指示した回数・使用法を守ります。

喘息の薬物療法の治療目標は、最小限の薬でコントロール良好な状態を維持することです。1～3カ月を目安に薬の効果を確認し、症状が完全にコントロールできていなければ、その時点での重症度に応じた薬剤を使用し、治療をステップアップします。コントロール良好な状態が3～6カ月維持されたときは、より重症度の低いほうへ治療薬を変更（ステップダウンといいます）を試みます。

また、最近の喘息治療のトピックスは、今まで述べた吸入ステロイドを中心とした従来の治療で効果が不十分な難治性喘息に対する生物学的製剤の使用です。この治療では、アレルギーに関与するサイトカインをピンポイントで制御します。それにより、これまでステロイドを経口的にも服用しなければ喘息をコントロールできなかった人においても、ステロイドの服薬量を減らす、あるいは不要となるケースも見られるようになってきました。やや高価な薬ですが、ステロイド薬の長期内服に伴う副作用を軽減するためにも、検討すべき薬剤と考えられます。

気管支喘息の治療例

【ケース1】 なかなか改善しない喘息症例に、トリプルセラピーが効果

［基本情報］

年齢・性別：53歳、男性

主訴：喘鳴、呼吸困難

現病歴：風邪を契機として喘鳴・呼吸困難が出現し、近医を受診。胸部聴診上、呼気時に気道狭窄音が聴取され、気管支喘息の診断のもと、ステロイド内服薬および吸入薬（ＩＣＳ／ＬＡＢＡ）が処方された。しかしながら症状の改善に至らず、当院紹介受診となった。

既往歴：小児喘息なし、花粉症あり（スギ）

喫煙歴：既喫煙者

［診断、治療］

経過や胸部聴診にて、喘息発作を起こしていることは明らかでしたが、長期にわたる喫煙歴から、気管支喘息に加えてＣＯＰＤの病態が合併していると考えられました。呼気ＮＯ検査では、喫煙しているにもかかわらず70ppbと高値を示すとともに、呼吸機能検査では、ＣＯＰＤに見られる末梢気道の著しい狭窄が認められました。また、胸部ＣＴでは気管支壁が厚くなり、気管支内腔に痰が溜まって内腔が狭くなっていることなどが確認され、以上からＣＯＰＤと気管支喘息の合併例（ＡＣＯ：Asthma COPD Overlap）と診断しました。

治療当初は、ＩＣＳ／ＬＡＢＡ、ＩＣＳ／ＬＡＢＡに加えてＬＡＭＡ、ステロイド内服薬などでスタートしましたが、症状はすっきりしないまま一進一退を繰り返していました。そこで初診から1年以上経過した翌年9月に、ＩＣＳ、ＬＡＢＡ、ＬＡＭＡの3剤を一つにまとめた吸入剤トリプルセラピーに変更したところ、本人も驚くほど急速に症状が改善し、半年もしないうちに喘息などなかったかのように咳、喘鳴、息切れなどがきれいに消失しました。薬物療法がとてもよく効いた症例です。

一方で、もちろん薬効によるところもありますが、吸入治療のもう一つの重要なポイントは「うまく吸入できるか」という点にあります。この患者の場合、当初は、ＩＣＳ／ＬＡＢＡとＬＡＭＡをそれぞれ別のデバイスで吸入していましたが、一方はパウダーの薬、もう一方はエアロゾルの薬といった具合に別々の吸入手技で吸入しなければならなかったことで、手技的な問題で効果があまり出なかった可能性も考えられました。その観点から、このようなACOの患者において、トリプル製剤は吸入手技が一本化できるという点で福音となるものと思われます。

その後は、もちろん禁煙を継続し、当初併用していた経口ステロイド薬を中止するとともに、トリプル製剤に含まれるステロイド量も減量して継続治療を行っていますが、喘息発作もなく、順調な経過を辿っています。

【ケース2】 繰り返す喘息発作でステロイド内服が欠かせなかったが、生物学的製剤で快適な生活

［基本情報］

年齢・性別：76歳、女性

主訴：喘息・呼吸困難

現病歴：気管支喘息にて当院通院中も、感冒や季節の変わり目で喘鳴・呼吸困難が繰り返し起こるため、吸入ステロイドに加えて、経口ステロイド・気管支拡張剤・去痰剤などの投与を行っていた。

経過観察中、骨粗鬆症検診を行ったところ、骨塩量の減少が認められ、今後将来的に内服ステロイド継続は、骨の健康状態からリスクが高いと説明し、生物学的製剤をトライしてもらうよう説明。しかし、高額であることや、注射は避けたいとのことで、固辞した。そのようななか、ＮＨＫで喘息に効果のある注射薬があると聞いたので、それを打ってほしいと言われ受診。

既往歴：小児喘息なし、花粉症あり（スギ）

喫煙歴：喫煙歴なし

［診断、治療］

経口ステロイドの投与が必要な難治性喘息の患者で、血液検査においてもともと好酸球数が多く、花粉症などアレルギー素因が存在していました。喘息増悪時には、好酸球数のさらなる増加が認められ、好酸球数を制御する目的もあり、ステロイドの内服を併用してきました。しかしながら、骨塩量の減少が認められたことで、ステロイド継続による骨粗鬆症リスクがさらに高くなることが予想され、生物学的製剤（メポリズマブ：インターロイキン５に対する抗体製剤）の投与を勧めました。

しかし当初は固辞したため、宙に浮いた形となりましたが、公共放送の信頼度からか、なんとか前向きになってもらいました。この薬は1カ月に1回投与していくもので、自己注射も可能な薬剤ですが、1回投与した後、速やかに効果が現れ、投与前には聴診で、いつも気道狭窄音が聴取されていたものが投与後には全く聴かれなくなり、こんなに楽になるのであればもう少し早く打っておけば良かったと喜んでもらえました。

そこで、これまで服用していたステロイドも減量し、現在は全く服用せずに経過をみています。当然、吸入ステロイドはその後も継続しており、その必要性はしっかりと理解してもらっています。

患者の喘息病態に合った薬剤を選択することで、その人に寄り添った喘息治療のオーダーメイド化を図ることが可能となってきました。それでもこれら薬剤の効果が高くても、吸入ステロイドは喘息治療の基本であり、ないがしろにすることはできません。

咳・息切れの治療③
間質性肺炎の治療……炎症を抑える薬や「線維化」に対する薬を使用

間質性肺炎の治療法は原因によって異なります。病原微生物や粉塵、薬物などによる間質性肺炎では原因となるものを取り除くことが第一になります。また関節リウマチを含む膠原病、サルコイドーシスなどの病気が関係しているときは原疾患を治療することで、間質性肺炎の改善や進行抑制につながるケースもあります。

原因の分からない特発性間質性肺炎では、線維化（硬く、厚くなる）が進んで壊れた組織を治す方法はないため、進行を抑えて呼吸機能を維持する治療を検討します。薬物療法と呼吸リハビリや栄養療法、酸素療法などを組み合わせて行っていきます。

間質性肺炎の進行の速さや治療効果には個人差があります。薬物療法や体調管理をしながら安定して過ごせる人もいますが、なかには進行性で治療効果が乏しく予後が悪いものもあります。

・薬物療法

以前は、間質性肺炎の治療は肺の炎症を抑える薬が中心でした。間質性肺炎の特徴である間質の線維化は、肺の炎症が続いた結果として生じるものと考えられていたからです。しかし最近の研究では線維化はもっと早い段階から生じており、炎症と線維化の両方を抑えることが治療の鍵と考えられるようになっています。

炎症を抑える薬としてはステロイドの注射薬や内服薬、免疫抑制薬を使用します。線維化を抑える薬では２００８年にピレスパ、２０１５年にオフェブという内服薬が登場しています。特発性間質性肺炎のなかで最も多い特発性肺線維症の治療薬として承認されましたが、少しずつほかの線維化を伴う間質性肺炎の治療にも適用が広がっています（ピレスパは特発性肺線維症のみ保険適用）。

・薬物以外の治療

乾いた咳と動いた際の息切れが強くなるのが間質性肺炎の特徴です。日常の息苦しさをやわらげる呼吸リハビリを指導します。また体重減少は呼吸機能を悪化させますから、十分に栄養とエネルギーを取れるように栄養療法も行います。呼吸機能の低下が進んできたときには酸素療法によって不足する酸素を補います。

年齢が60歳（55歳）未満で、間質性肺炎の進行が早く予後不良であると予測されるときには肺移植を検討するケースもあります。

間質性肺炎の治療例

【ケース】　動いたときの息切れが強くなり受診。薬物療法で症状が軽減

［基本情報］

年齢・性別：74歳、男性

主訴：労作時呼吸困難

現病歴：1年前から坂道を歩行する際に、今までにはない息切れを感じるようになり、徐々に症状が強くなってきたため、前医を受診。胸部X線にて両肺の下のほうに網状影があり、またCTでは蜂巣肺（蜂の巣のように見える肺画像所見）やすりガラス影などが認められ、間質性肺炎が疑われたため、当院を紹介受診。

[図表 11] 特発性肺線維症の画像および臨床所見

特発性肺線維症の臨床所見

〈胸部聴診〉
- 背側下部において吸気時にパリパリという捻髪音を聴取

〈身体所見〉
- ばち状指
- チアノーゼ
- 肺性心
- 末梢性浮腫

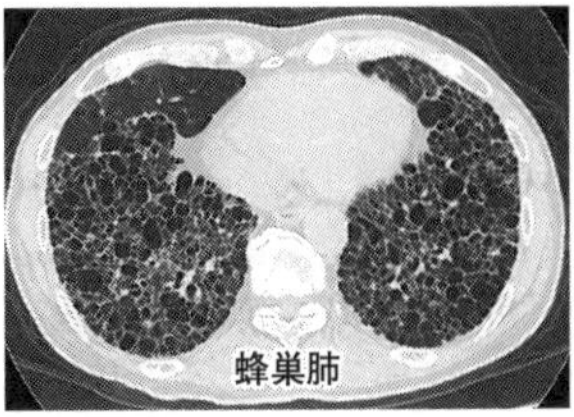

既往歴：特記事項なし

喫煙歴：既喫煙者、粉塵曝露歴なし

現症：身長：１６８㎝、体重：65kg、血圧：１３０／75、ＳｐＯ２：89%、四肢末梢にチアノーゼなし、呼吸音：息を吸い終わる際にパリパリという面ファスナーをはがすときの音に似た間質性肺炎に特徴的な呼吸音を聴取。

[診断、治療]

呼吸機能検査などの基本検査を行うとともに、職場および居住環境での粉塵曝露歴がないこと、血液検査で膠原病などの内的な要因がないかどうかを慎重に精査。原因が特定できないことから特発性間質性肺炎（特発性肺線維症）と診断し、ステロイド薬と抗線維化薬での治療をスタートしました。治療開始後、労作性の呼吸困難の進行は抑えられているものの、歩行時の酸素飽和度の低下は依然として認められており、在宅酸素療法を導入するとともに、国の定める指定難病の申請を行いました。

咳・息切れの治療④
肺感染症の治療……原因を調べて、抗菌薬や抗ウイルス薬を使用

　肺炎や肺結核などの肺感染症の治療は原因となる病原体を特定し、それに対して効果の期待できる薬を投与して治療をします。検出された病原微生物に対して、薬剤感受性があれば、抗生物質を投与すればすっきりと治ります。

　しかし、すべての感染症の病原体に有効な薬があるわけでなく、なかには薬が効かないまま感染が持続してしまうタイプの感染症もあります。特に高齢者や免疫力の低下した人では、身の回りにいる通常は人体に悪さをしない弱い菌が肺で増殖してしまうことがあり、薬が効きにくいことがあります。また、肺炎を繰り返すことでその都度抗生物質を使用していると、その間に病原微生物が薬に耐性を持ってしまうことが多々あるため、慎重にな

る必要があります。

特に最近、私たち呼吸器内科医を悩ませているのは肺非結核性抗酸菌症です。本来、非結核性抗酸菌は身の回りの環境に寄生する弱い菌ですが、どういうわけか、いったん気道にすみ着くとなかなかこれを駆逐するのが難しくなります。現在使用される薬は、結核菌に対して使用する薬とほぼ同じですが、単剤では効果が弱く、3種類以上の薬を結核治療よりもより長期にわたり継続することが必要となります。

しかし、長期服用が難しい人や副作用で飲めない人、また服用を続けても効果不十分な人もいて、治療に難渋するケースが多く見られます。ただ、このような弱毒菌の場合は、全身的な体調が回復すると、感染症がそれだけで改善する場合もあり、軽症の場合は特に治療をせずに経過観察をすることもあります。

・薬物療法

原因病原体が細菌であれば抗菌薬、ウイルスであれば抗ウイルス薬を使用します。肺結核の場合はリファンピシン、イソニアジド、エサンブトール、ピラジナミドといった抗菌薬（抗結核薬）を使用します。肺炎球菌による感染症では、ペニシリンやそれに類似した抗菌薬が使われます。肺非結核性抗酸菌症の治療では、クラリスロマイシン、リファンピシン、エサンブトールなどを使用します。

そのほか肺感染症の際に使用される薬としては、抗生物質に加えて、肺の炎症を抑えるステロイド薬や気管支拡張薬、去痰薬などが使われることもあります。特にＣＯＶＩＤ－19感染に伴う肺炎の場合は抗ウイルス薬に加えて、ステロイドが使用されるケースが多く見られます。

・その他の治療

肺感染症で呼吸器症状とともに発熱や倦怠感、関節痛等があるときは、安静に過ごして体力の回復に努めます。感染の背景に低栄養があるケースは栄養管理も行いますし、低酸素血症があるときは酸素吸入等の呼吸管理をします。

肺感染症が慢性的に進行し、肺に空洞や気管支拡張症など構造改変が生じてきたときは、抗菌剤投与の効果が不十分となりやすく、病変部位が限局していて、体力的に問題がなければ、外科切除を検討することもあります。

肺感染症の治療例

【ケース1】 発熱と胸痛で受診し、結核性胸膜炎が判明。抗菌薬で無事に回復

［基本情報］

年齢・性別：78歳、女性

主訴：左胸痛、発熱

現病歴：数日前より、38℃台の発熱と左胸痛・呼吸困難が出現。このため当科外来受診に至る。

現症：SpO2：93%、左下肺の呼吸音の低下あり

［診断、治療］

胸部X線やCTで見ると胸痛を訴えていた左の肺に胸水が溜まり、肺を圧迫している様子が確認できました。肺の内部には特に異常は見られませんでしたが、胸水を採取して検査したところ、結核菌は検出されなかったものの、胸水中のアデノシンデアミナー

［図表 12］ 78 歳女性の治療経過のレントゲン写真

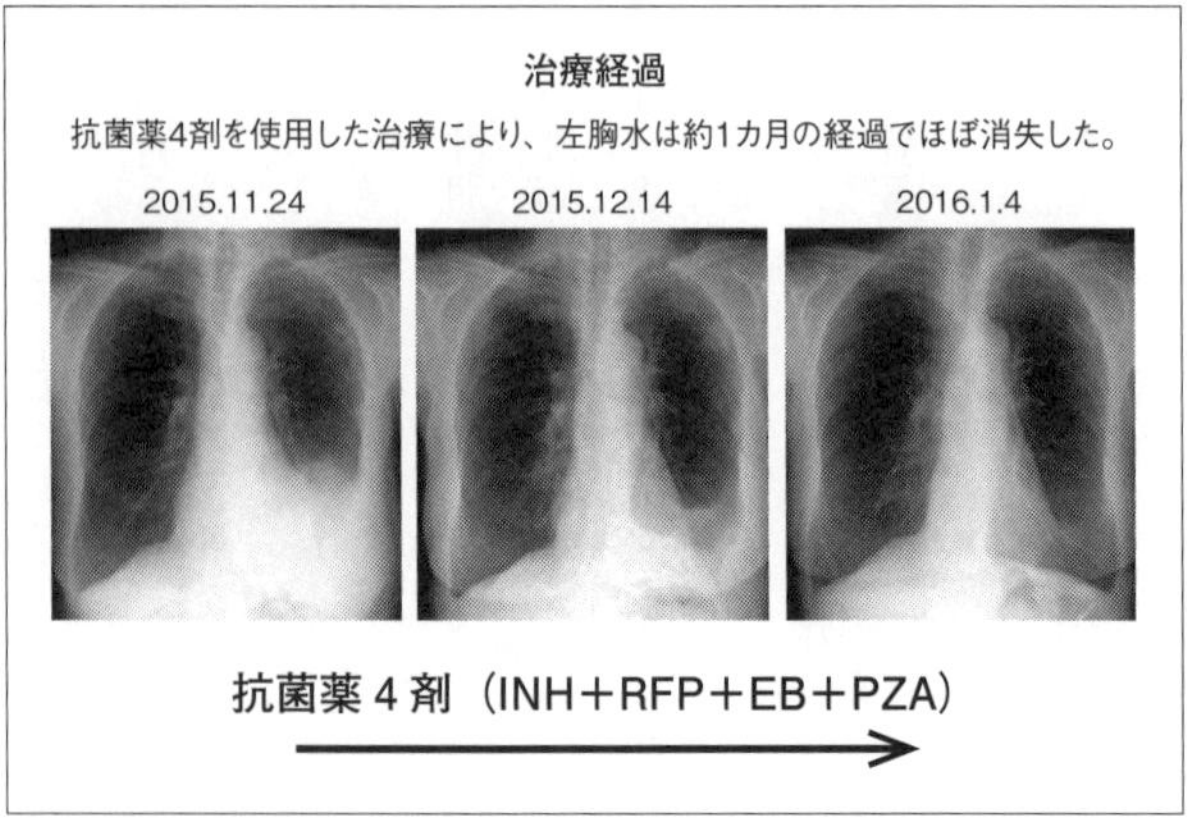

ゼ値が異常高値を示し、結核性胸膜炎の可能性が示唆されました。このため、リファンピシン、イソニアジド、エサンブトール、ピラジナミドの４剤を使用したところ、順調に胸水が減少し、同疾患と診断。

２カ月間の治療後は抗菌薬を２剤に減らしてさらに４カ月服薬を続けたところ、治療開始から６カ月で胸水は消失し、治療を終えました。若い頃に感染していた結核菌が、加齢によって免疫力が低下したことで勢いを盛り返し、肺結核を発症した症例と考えられます。

【ケース２】 インフルエンザのあとに再び高熱に。 肺炎球菌による肺炎が発生

［基本情報］

年齢・性別：62歳、男性

現病歴：12月初めに咳と38℃台の発熱に加えて、全身の強い筋肉痛と関節痛が出現したため、近医受診。抗原検査でインフルエンザ陽性と判明し、治療を受けて３日目にいったん解熱したものの、５日目には再び39℃台の高熱と鉄錆色の喀痰が出現し、当科受診となった。基礎疾患は特になし。

現症：体温：39・３℃、呼吸数：20回／分、ＳｐＯ２：88％、呼吸音：水泡音（肺炎などの所見でみられる異常音）あり

［診断、治療］

この患者は受診時の胸部X線で両肺に浸潤影（肺胞に分泌物などが溜まり、境界が不鮮明な白っぽい画像となる）が認められたため、肺炎と診断。緊急入院となりました。

喀痰検査および尿中抗原検査の結果、原因病原体は肺炎球菌と判明したため、薬剤感受性を考慮し、抗菌薬の投与を行いました。

基礎疾患がなく、特に高齢というわけでもない60代男性でも、インフルエンザ罹患によって体力が低下しているときには肺炎を起こすことがあるので注意が必要です。

【ケース3】 しつこい咳と痰が続いて、非結核性抗酸菌への感染が判明

［基本情報］

年齢・性別：74歳、女性

主訴：湿性咳嗽（痰のからんだ咳）

現病歴：風邪に罹患後、約1カ月が経過しても痰のからむ咳が改善しないため、当院を受診。

既往歴：特記事項なし

［診断、治療］

胸部X線にて異常陰影が認められたため、CTを実施。空洞所見は見られなかったが、肺の一部に気管支拡張と粒状陰影が散在しており、画像所見より、肺結核を含む抗酸菌感染症の可能性が示唆されました。その後の喀痰検査で、肺結核は否定され、非結核性

抗酸菌（マック菌）が検出され、肺非結核性抗酸菌症と診断しました。

このためクラリスロマイシン＋リファンピシン＋エサンブトールの3剤を使用した抗菌剤治療を開始しましたが、悪心や胃もたれなどの消化器症状が出てきたため、服薬の継続を断念。その後は、これ以上やせないように栄養をしっかり取ってもらうこと、睡眠や適度な運動も行ってもらうことを伝えて経過観察を続けています。

自覚症状の増悪は認められないものの、感染の持続によって肺陰影は少しずつ進行しているため、新たな治療を模索している段階です。

最近では、アミノグリコシド系の抗菌剤を吸入することで効果が出ているケースも散見されます。吸入に戸惑う人もあり、導入に際しては、少し時間をかけて慣れてもらう必要があるかもしれませんが、従来の薬で十分な効果が得られないケースではトライすべき薬剤と考えられます。

肺非結核性抗酸菌症は中高年のやせた女性に多い感染症です。感染後の経過は個人差も大きく、特に治療をしなくてもいい症例もありますが、この患者のように感染が持続して慢性化し治療が難しいものもあります。

咳・息切れの治療⑤

自然気胸の治療……ＣＯＰＤがある人では、外科手術になることも

自然気胸の治療は重症度によって変わります。ＣＯＰＤなど肺の器質的異常がなく、肺の虚脱が少ない軽症の場合は、安静に過ごしていれば胸腔にあいた穴が自然に塞がることがしばしばです。漏れていた空気も自然に吸収されていくため、ほとんどは１～３週間で回復します。必要に応じて外来で胸部Ｘ線検査をしながら、経過を確認していきます。

中等度や高度の気胸では、胸腔に入り込んだ空気によって肺がしぼんでしまうため、胸腔に溜まった空気を抜く処置として胸腔ドレナージを行います。

こうした処置を行っても空気漏れがおさまらず、肺の虚脱が続くときは、手術で胸膜の穴を塞ぐ治療をします。通常は原因となる部位を同定したうえで、できた穴を塞ぐために縫縮術が施行されますが、ＣＯＰＤのある人は、どこが原因病巣であるのかが分からないくらいに肺表面にたくさんのブラがあり、複数の穴があいていることもあって、治療に難渋するケースもよくあります。また気胸の再発のリスクが高いときも、一部病巣の手術に

とどまらず、再発予防を目的とした手術を検討することがあります。

・胸腔ドレナージ（脱気の処置）

胸腔に溜まった空気を抜く処置です。胸に局所麻酔の注射をし、チューブを挿入します。チューブの先には空気を溜める容器がついており、ここに胸腔内の空気を排出します（容器からは空気が逆流しない構造になっています）。チューブ留置後に急激に肺が膨らみ、肺虚脱が改善すると、時に再膨張性肺水腫を来し、呼吸困難が起こることもあり、連日、X線を撮って、慎重に対応しています。

　胸腔からの空気の排出がなくなり、しぼんでいた肺が膨らんだら、チューブを抜いて完了となります。基本的には、１週間程度の入院かと思われますが、既述のとおり、肺の膨らみ具合によって入院期間が変わってきます。

・手術療法

胸腔の穴が自然に塞がらないときは手術を行います。手術には開胸手術と胸腔鏡手術があります。開胸手術は胸を大きく切り開いて行う手術です。胸腔鏡手術は、体にあけた小さな穴から器具を入れて手術をするもので傷が小さく、体への負担が少ない手術法です。

どちらが向いているかは胸腔の穴の数や肺の状態によって異なります。穴が小さく数も限られるときは胸腔鏡手術が適していますが、胸膜の広い範囲に穴があるときや気胸の再発リスクが高いときは、開胸手術でないと対応できないケースもあります。

咳・息切れの治療⑥
肺がんの治療……手術、放射線、化学療法等を組み合わせて治療

肺がんの治療は「手術療法」「放射線療法」「化学療法」の３つが基本です。肺がんの種類やステージ（がん細胞の広がりや転移の有無）、患者の体力等によってこれらの治療を組み合わせて行います。喫煙習慣がある人は禁煙も必須です。

手術療法は、がんに侵された部位を切除する治療です。がんの広がりが限られていて、手術で取り除ける場合に行います。放射線療法は、患部に放射線を当ててがん細胞を焼く方法です。化学療法は抗がん薬でがん細胞を叩いて腫瘍を小さくします。放射線療法や化

学療法はなんらかの理由で手術ができないときや、術後に残ったがんを排除する目的で行われます。また化学療法は手術前に腫瘍を小さくする目的で行うこともあります。

また最近では、分子標的薬や免疫チェックポイント阻害薬といった抗がん剤以外の治療薬が広く使われるようになり、肺がん治療のパラダイムシフトといえるような成果が上がっています。

分子標的薬は、がんの増殖に必要な分子に対して、そこをピンポイントで抑える薬で、肺がん組織において、遺伝子タイプなどの条件が合えば、比較的副作用が少なく、かつ高い治療効果が期待できます。ただ、永遠に効き続けるわけではなく、従来の抗がん剤使用も見据えて、どのタイミングで使用すべきか、治療医の腕の見せどころとなります。

一方、免疫チェックポイント阻害薬の治療コンセプトは、がんを退治するため、自身の免疫力を活かすことです。そもそも、がんはその人にとって、異物、あるいは外敵であるはずですが、自身の免疫から逃れるよう、がんそのものが知恵をしぼっているのです。すなわち、外敵と認識されないよう、本来、ヒトが持っている免疫の暴走を防ぐ分子をがん細胞が活用し、傷害を受けないように隠れみのを着た状態になっているのです。そこで、この分子に対する抗体を用いた治療が実際のがん治療に用いられるようになり、単独で、あるいは従来の抗がん剤と併用して投与されるようになっています。肺がん治療はこのような薬の登場で急速に進化しています。

肺がんの種類別のおもな治療は、次のようになります。

・小細胞がん（遠隔転移がないもの）

小細胞がんは早くから転移が起こりやすいため、化学療法が第一選択になりますが、病変が限局していたり、周囲臓器あるいは大血管の圧迫などが見られたりする場合は胸部への放射線照射を併用して治療します。がん増殖のスピードが速いこともあり、加速過分割照射といって、放射線は従来の１日１回でなく、１日２回、週５日で３週間照射を続けることがあります。抗がん薬は３～４週間を１サイクルとして４回行うのが標準です。

・非小細胞がん（腺がん、扁平上皮がん、大細胞がん）

早期であれば手術療法が行われます。進行度により、術後に抗がん薬を組み合わせることもあります。手術ができない段階では、化学療法を中心に病巣のある部分に対して放射線照射（1日1回週5日を6週間程度）を併用して行います。放射線治療ができないときは、化学療法での治療になりますが、治療に先立ち、診断の際に採取した組織において、遺伝子検査やPD－L1といって免疫を弱める働きをする分子の発現度合いを調べます。そのうえで、抗がん薬・分子標的薬・免疫チェックポイント阻害薬の中でどの治療薬が、その人に合っているのかを判断し、また、どの薬をどの順序で使用していくかの検討を行い、治療を開始します。

・生活、その他の注意

肺がんの治療中は、本人はもちろんのこと、家族で禁煙に取り組むことが大事です。治療や副作用で身体的負担が大きくなりますから十分に休息や睡眠をとり、好きなもの、食べられるものを食べて体力を維持することも大切です。免疫力が低下するため、風邪などの感染症にも十分に注意すべきです。

また治療費の問題や治療と仕事・家庭の両立、予後の不安等で悩みを抱えやすくなります。医師や看護師、各病院のがん相談センター相談員などに相談し、心身のケアや必要なサポートを受けるようにします。

肺がんの治療例

【ケース1】　夜間に突然、真っ赤な血を吐いて受診。肺がん（扁平上皮がん）が判明

［基本情報］

年齢・性別：71歳、男性

主訴：喀血・喘息

現病歴：心筋梗塞後で治療薬を服用中のところ、夜間に激しい咳とともに鮮赤色の血液を吐き（喀血）、喘鳴を伴う呼吸苦が出現したため、当院の救急を受診となる。

喫煙歴：現喫煙者

［診断］

胸部聴診上、左肺野で気道狭窄音が聴取され、左気管支の器質的な狭窄が示唆されました。そこで、胸部X線を施行したところ、左肺門部の腫れと左下肺野の含気減少が認められ、CTでは左主気管支内に気道をほぼ閉塞する病変の存在が認められました。その後の気管支内視鏡検査では左主気管支入口部をほとんど塞ぐような大きな腫瘍性病変があり、内視鏡下で生体検査を行い、組織を調べた結果、肺扁平上皮がんと判明しました。

喀血以外の喘鳴や息切れといった喘息様の症状はおそらく以前よりみられていたはずですが、心筋梗塞後も禁煙ができず、日頃から痰がらみの咳があり、「いつものこと」として見過ごしてきた可能性があります。禁煙を守り、もう少し早く受診してもらえていたらと、悔やむばかりです。

【ケース２】 従来は手の施しようのなかった進行肺がんで、分子標的薬が効果

［基本情報］

年齢・性別：60歳、男性
主訴：右胸痛・呼吸困難
現病歴：1カ月前から、動いたときの息切れと右胸の鈍重感が強くなり、近医を受診。
右大量胸水を指摘され、当科受診に至る。

現症：ＳｐＯ２：92％、右肺野の呼吸音低下あり

［診断、治療］

胸部Ｘ線で見ると大量の胸水により右肺が圧迫され、肺の空気が著しく減少していることが判明。縦隔鏡下にリンパ節生検を行い、肺腺がんと診断されました。さらに採取した組織を用いて遺伝子検査を施行したところ、分子標的薬が効果的な遺伝子タイプであることが分かりました。

進行度は最も進行した状態、すなわちステージⅣで手術はすでに不可能でありました。従来であれば、抗がん剤治療を体力の続く限り継続するくらいしか治療の選択肢がない段階でしたが、この患者の場合は分子標的薬に期待して、ＡＬＫ阻害剤（アレセンサ）での治療を開始しました。

1日2回の服薬を続けてもらったところ、肺を圧迫していた胸水が減少し呼吸苦が改善。服薬開始から2カ月で胸水はほとんど消失しました。腫瘍が完全に消失したわけではありませんが、おかげで体調が安定し、また、治療に伴う副作用もほとんど見られず、病前と変わりのない日常生活を送ることができるまでに回復しました。

通常、対症療法のみで肺がんそのものに対する治療がなされなければ、およそ半年の余命であったと思われますが、ＡＬＫ阻害剤開始後2年半の経過で腫瘍は徐々に縮小し、再燃は見られていません。

こういった肺・呼吸器のおもな慢性疾患の治療法と症例を知ることで具体的な治療や療養生活についてイメージをもちやすいと思います。

各症例からも分かるように、呼吸器の慢性疾患は一度の治療ですっきりと治るものばかりではありません。むしろ多くの疾患は治療が長期にわたり、生涯ずっと治療を続けていかなければならないものもあります。治療を始めた人は医師の指示に従い、服薬や体調管理を根気よく続けていくことが大切です。

幸いにも今は呼吸器の慢性疾患がないという人も、慢性呼吸器疾患の治療について理解を深め、将来こうした病気にならずに済むように今からできる予防に取り組んでください。

［第６章］

快適な高齢期を迎えるために——健康な肺で人生１００年時代を生き抜く

自然に呼吸ができるのは、ありがたく幸せなこと

健康な人は、自分の呼吸について意識することはほとんどないと思います。しかし、休むことなく息を吸って吐くというほとんど無意識の働きにより、私たちの命は支えられています。

人は安静にしているとき、1分間に平均12～18回の呼吸をしています。1回に吸い込む空気は約５００㎖で、吐き出す量もほぼ同じです。つまり1分間に５００㎖のペットボトル12～18本分の呼吸をしていることになります。1時間にしたら７２０～１０８０本分という量であり、３６０～５４０ℓもの空気を使っていることになります。

呼吸で取り込む酸素は、食事から取った栄養をエネルギーに変える燃料です。酸素を十分に取り込めないと全身の細胞がエネルギー不足に陥り、息切れなどの症状が現れてきます。それだけでなく疲労感や集中力・記憶力の低下、頭痛、めまい、不眠、臓器の機能低下といったさまざまな不調が起きてきます。

特に脳は大量のエネルギーを消費します。それだけ多くの酸素が必要で、酸素不足にと

ても弱い臓器です。脳卒中などで脳への血流が途絶え、酸素の供給が完全に絶たれると、わずか5分ほどで脳細胞は壊死《えし》してしまいます。

また二酸化炭素は、栄養を酸素で燃やしてエネルギーをつくる際にできる燃えカスです。しかし単なる不要物ではなく、体内で重要な役割を担っています。例えば、呼吸をコントロールしているのは二酸化炭素です。体内の二酸化炭素濃度が高くなると、脳の呼吸中枢からもっと速く呼吸をするように指令が出されます。反対に二酸化炭素の濃度が低くなるとゆっくりした呼吸にするよう調整されます。体内に一定の割合で二酸化炭素があることが正常な呼吸リズムをつくり出しているのです。

そして呼吸機能が低下し、二酸化炭素をうまく排出できなくなると呼吸促迫（速く荒い呼吸）、頻脈、発汗、頭痛などが起こります。ひどい場合には意識障害が生じることもあります。

肺のおもな機能である呼吸一つを見ても、このように複雑で精緻な仕組みが働いています。息を吸って吐くという呼吸のバランスが少し崩れただけでも、私たちは健康な日常を送ることができなくなります。そう考えると肺・呼吸器が正常に働いてくれ、起きているときも寝ているときも何も考えずに自然な呼吸ができるのは、このうえなくありがたいことであり、幸せなことだとあらためて感じます。

肺はまだまだ分からないことの多い臓器

とはいえ、一般の人は咳・息切れなどのつらい症状が出てこない限り、なかなか肺の健康の大切さに気づくことができないものです。また「のど元過ぎれば熱さを忘れる」で、感染症や気管支喘息発作で呼吸困難に苦しんだ人でさえ、治療をしてその症状がなくなると日々スムーズに呼吸ができるありがたさ、素晴らしさを忘れてしまう傾向があります。

しかしこれだけ医療が進化した現代でも、肺や呼吸器疾患についてはまだまだ分からないことが多々あります。例えば肺に炎症が起きる肺炎は、高齢者や体力の低下した人によく見られるありふれた疾患です。ですが、その発症や重症化にはさまざまな要因が関係しています。

細菌などの病原体の感染はきっかけにすぎず、その人の免疫機能が暴走することで炎症が重症化し、重篤な状態に陥ることもあります。新型コロナウイルスでも話題になったサイトカインストームという言葉は免疫の暴走を意味しています。

さらにその人の年齢や体力や体格、遺伝的な特性、喫煙歴、生活習慣などによってもその後の経過や重症化リスクが変わります。同じ薬でもすっきり治る人もいれば、なかなか良くならずに慢性化してしまう人もいます。そして治療をしてまあまあ良い状態を維持しているように見えた人でも、あるときに急に坂を転げ落ちるように呼吸機能が悪くなり、時には命に関わることもあります。これが呼吸器の疾患の怖さです。

呼吸リハビリと肺移植で命をつないだ男性

印象深いのが、15年以上にわたって診察をしてきた薬剤師の男性患者です。

初診でこの患者を診たのは40代後半のときです。職場の健診で両肺の胸膜肥厚を指摘されて受診しました。CTでは両肺の肺尖部の限局した胸膜肥厚が認められ、当初は古くなった炎症後の変化ではないかと考えて、経過観察となっていました。

しかし、初診から7年ほど経過して男性が50代半ばになり、動いたときの呼吸困難が出現。胸部X線にて、以前のものと比べて、両上肺野がかなり縮んでいるのが分かりました。

また、ＣＴでは胸膜の肥厚がさらに悪化し、古い炎症の痕と考えていた病変が実は活動性のあるもので、間質性肺炎の一種である原因不明の上葉優位型肺線維症という診断に至りました。

これは特発性間質性肺炎のなかでもまれなタイプの疾患です。早期の診断確定が難しく、多くが進行した状態で診断に至ります。そのため特発性間質性肺炎のなかで最も予後不良とされている特発性肺線維症よりも生命予後が短いという指摘もあれば、予後は10～20年という報告もあり、経過の予測も容易ではありません。そこで病勢観察のための定期的な検査をしながら薬物治療を試みましたが、改善効果は見られませんでした。

さらに翌年には低酸素血症や呼吸困難がどんどん進行し、約1年間で6kgも体重が減少。日常生活を送るのも困難になってきました。そこであらためて今後の治療について検討をすることになりました。

私はこの1年の経過から、病勢進行のスピードが増してきていること、このまま治療を続けてもやがて呼吸不全が進行し、死に至ることが予想されることを説明し、日常生活を取り戻せる可能性のある唯一の方法は肺移植であると伝え、本人と家族の了承を得ました。

そして京都大学医学部附属病院呼吸器外科を受診し、肺移植の計画を進めるとともに日本臓器移植ネットワークへ登録をしました。

こうした準備の間にも、男性の低酸素血症や呼吸困難は悪化の一途をたどっており、私たちは在宅酸素療法と呼吸リハビリ等の治療を継続しました。さらにそのあとには酸素吸入に加えてNPPVも導入しましたが、それでも呼吸機能や体力の低下は続いていき、ついには自宅での生活も困難を極めるようになりました。

入院して移植を待つ方向を検討し始めた矢先に、脳死ドナーが現れたとの連絡があり、京都大学病院に緊急入院をして左片肺移植が施行されました。日本臓器移植ネットワークへの登録から、この時点で2年近い時間が過ぎていました。

左片肺移植をしたあと、男性は約1カ月間の入院を経て自宅退院となりました。その後の経過も順調で、入院時に必要だった酸素吸入やNPPVは必要なくなり、普通に自立歩行ができるまでに回復できました。術後8カ月目の検査でも呼吸機能が改善し、呼吸困難感や日常生活の自立度も大きく改善していました。その後も呼吸状態は安定し、術後7年の時点で健常人と変わらぬ生活レベルを維持しています。

日本の場合、肺移植に限らず、臓器移植はまだまだ症例が少ない状態が続いています。この患者の場合、幸いにも日本臓器移植ネットワークに登録してから2年を経ずして移植ができましたが、現在では平均待機期間は約850日に及んでいます。移植の待機期間中に呼吸不全で死亡する患者も少なからず存在します。また脳死片肺移植は60歳未満、脳死両肺移植は55歳未満、生体肺移植は65歳未満という年齢的な制限もあります。この患者は移植当時56歳でしたから、かろうじて片肺移植の適用となることができました。

こうした状況から私たち医療者も、より早期の診断確定と将来を見据えた肺移植への備えが重要になってきます。この患者の例では移植を待つ約2年の間、酸素療法や呼吸リハビリを地道に続けたことが、移植後の体調の安定にもつながっているものと推測しています。

本当は防げる病気で、人生を狂わせてほしくない

このように呼吸器疾患のなかには、治療や経過の予測が難しいものもあります。

健康だと思っていた人がみるみる悪化してしまう症例もありますし、時々咳・息切れは

あるものの、特に大きな病気に進むこともなく長生きする人もいます。自分がどちらに属するのかを正確に知る方法は現時点では存在しません。

しかし、現代の科学で呼吸器の健康について確実にいえることが一つあります。それは、たばこが呼吸器の細胞を傷つけ、ＣＯＰＤや気管支喘息、肺がんなどの呼吸器疾患のリスクを大きく上げるということです。特にＣＯＰＤは、たばこを吸わなければ成立しない病気です。たばこを吸わなければ、ほぼ確実に予防できるわけですから、ＣＯＰＤは自分で意識しさえすれば防ぐことができる呼吸器疾患です。現在喫煙している人も、禁煙をすればＣＯＰＤの発症・進行を抑えることができます。

また肺がんだけでなく、全身のがんを防ぐためにも禁煙は有効です。すべてのがんの発生要因の30％が喫煙によるものとされています。国立がん研究センターなどの研究機関が、日本人を対象とした効果的ながん予防法を発表しています。その日本人のがん予防に有効な対策は「禁煙」と「節酒」「食生活」「身体活動（運動）」「体格（体重コントロール）」の5つが挙げられています。喫煙の習慣のある人は、禁煙と併せて食事や運動、体重管理などに気をつけていけば男性で最大43％、女性で最大37％、がんのリスクを低下させることができると指摘されています。

これは統計上の数値ですから、もちろん効果に個人差はあります。しかし、ＣＯＰＤになって肺が壊れてしまってから、あるいは進行した肺がんが見つかってからでは、それらを改善する治療はかなり限られてしまいます。健康な肺の機能を失って咳や息切れ、呼吸困難に苦しむようになってから後悔するのでは「遅い」のです。

呼吸器専門医である私からすれば、本当は防げるはずの病気で人生を狂わせてしまうのは、なんとも悔しく残念なことです。たばこを吸う習慣のある人は、できるだけ若いうちから禁煙に取り組み、バランスの良い食事や適度な運動といった健康的な生活習慣を身につけてほしいと思います。「もういい年だし……」という人も、残りの人生から見れば今日がいちばん若い日です。禁煙をスタートするのに今さらとあきらめることはありません。

肺・呼吸器が健康であることが、健康長寿の要

現代は人生がとても長くなっています。人生が50年、60年という時代であれば、肺・呼吸器の耐用年数など気にしなくてよかったのだと思います。それは肺の機能低下が進む前

に別の病気や感染症で命を終えていたからです。

しかし今はそうではありません。多くの人が80年、90年、時には100年という長い人生を生きます。どんな人も年齢が高くなるほど肺の機能は少しずつ衰えていきます。若いときから喫煙や不健康な生活で肺を傷めつけてきた人は、肺の機能低下が早くから進み、高齢期にはほとんど肺の予備力がない状態になります。

すると少し動いただけで息切れや呼吸困難が強くなり、呼吸をするだけで疲れるようになってしまいます。「やっと会社を定年退職し、さあこれから旅行に趣味にと楽しもうと思っていたのに、息苦しさで思うように動けない」という不本意な老後を送ることになるのです。

そして自宅に引きこもる生活が続けば足腰も弱くなり、食欲も低下してどんどんフレイルや要介護へと進んでいきます。仮に長生きをしたとしても、不健康な状態で過ごす期間ばかりが長くなってしまいます。

反対に自分の肺をいたわり、呼吸器を良い状態で保ってきた人は高齢期に突入しても、まだまだ肺の予備力が十分にあります。呼吸を気にせずに活動できるため、買い物でも旅行でも好きなところに行けますし、ウォーキングなどの運動にも取り組めます。すると足腰も強くなり、食欲も湧いて栄養状態も良好になります。

最近では90歳、100歳を超える元気なお年寄りも増えてきましたが、そういう人は例外なく家事や畑仕事でよく体を動かしています。それができるのは肺・呼吸器が健康で、体を動かすのに必要な酸素を十分に取り込めるからです。その意味では、やはり健康長寿の要になるのが肺・呼吸器の健康なのです。

肺・呼吸器の耐用年数を縮めるか延ばすか、それはその人の今の行動にかかっています。これまで良い習慣を続けてきた人は継続し、そうでなかった人はぜひ今から大切な肺をいたわる習慣を身につけてください。そして咳・息切れが気になるときはもちろん、そうでない人も中高年になったら定期的に「息切れ検診」を受け、肺の健康度をチェックすることも忘れてはいけません。

呼吸器が健康で、深々と息を吸って大きく吐く深呼吸ができるのは実に素晴らしいことです。新鮮な酸素をたっぷり吸えば頭もすっきりし、全身に生きる活力が湧いてきます。だれもが何歳になっても気持ちよく深呼吸のできる人生を送っていくことを願っています。

おわりに

本書を最後まで読んでいただき、ありがとうございました。

肺は心臓と並ぶ重要な臓器です。ですが、心臓が太陽なら肺は月のような存在です。どちらも生命維持に欠かせないにもかかわらず、肺の健康のありがたさ・大切さにはなかなか目を向けてもらえないというジレンマがあります。

本書で多く取り上げたＣＯＰＤも、特段に新しい病気というわけではありません。以前は肺気腫や慢性気管支炎と呼ばれていたこともありますが、おもに喫煙によって細胞が破壊され、慢性的に息切れや呼吸困難が続いて呼吸機能が低下していくという病態は昔から変わっていません。

にもかかわらず、現在でもＣＯＰＤはそれほど多くの人に認知されているとはいえません。国民の健康づくり施策「健康日本21（第2次・２０１３年）」ではＣＯＰＤは、がん、心疾患、糖尿病と並んで対策が必要な疾患に位置づけられ、２０２２年までに「ＣＯＰＤを認知している国民の割合＝80％」という数値目標が掲げられました。

しかしながら、目標の２０２２年を過ぎた今も、その目標が達成している気配はありません。そして２０２３年には「健康日本21（第３次）」で、引き続きＣＯＰＤの認知度向上に努めるとともに、発症予防、早期発見・治療介入、重症化予防などを進め、ＣＯＰＤによる死亡率を10万人あたり13・３人（２０２１年）から、２０３２年までに同10・０人まで減少させるという新たな目標が掲げられました。

日本呼吸器学会でもＣＯＰＤの死亡率減少に向けたプロジェクトを立ち上げ、「木洩れ陽２０３２」という通称をつけています。この通称はＣＯＰＤに対する取り組みに日差しが降り注ぐことを期待し、名づけられたものです。月のように静かに命を支えている肺とＣＯＰＤという病気にもっと光を当てたい、という願いが込められているわけです。

そこで私も呼吸器専門医の一人として、ＣＯＰＤをはじめとした慢性呼吸器疾患をより多くの人に知ってもらい、予防や検査の大切さを伝えたいと思って、今回本書を執筆することにしました。

私のＣＯＰＤとの出合いは、三重県熊野市紀和町での住民健診にあります。高齢化・過疎化が進んだこの山間の町は、男性のほとんどは喫煙者であり、咳や息切れを訴える住民が数多くいました。体格的にもひどくやせ、動くと酸素低下が起こる状態の人も多くいました。ただ当時はＣＯＰＤに有効な薬はなく、呼吸苦で弱っていくお年寄りを助ける手立てはほとんどありませんでした。

唯一の救いとなったのが、１９８５年に保険適用になった在宅酸素療法（ＨＯＴ）です。私が診療していた町でＨＯＴ第1号になったのは、町でただ一人の歯科医師でした。高齢の歯科医師の先生は強い呼吸困難がありましたが、酸素を吸入することで体が楽になり、吸入をしながら歯科診療も行えるまでに回復しました。陸の孤島のような山間の小さな町に届いた酸素濃縮器が、まさに希望の光に見えました。このときの感動は今でもよく覚えています。

このような経験から、私は種々の検査を組み合わせて、これを「息切れ検診」と称し、実臨床の場で、ＣＯＰＤの早期発見・早期治療につながるよう積極的に介入を行っています。また、現在、小さな地域のクリニックではありますが、三重県呼吸不全研究会の幹事の一人として、次のようなＣＯＰＤ診療の実践を心がけています。

・ＣＯＰＤは予防可能な疾患であることの周知（ＣＯＰＤの認知を高める、禁煙指導、禁煙の環境づくり）
・ＣＯＰＤに伴う症状があれば、すみやかに受診→早期の治療介入
・健診による潜在するＣＯＰＤ患者のピックアップ（ＣＯＰＤ質問票を用いた拾い上げ）
・高血圧症などの併存症での受診の際に指導・検査を勧める

私は本書がきっかけとなり、ＣＯＰＤや慢性呼吸器疾患を予防し、自分の肺の健康を守ろうという人が増えてほしいと願っています。それと同時に、呼吸器疾患の早期発見や治療介入、息切れ検診を行う医師や医療機関の数が増えていくことも大切です。広く国民の皆さんが、それぞれの地域で肺・呼吸器の健康を守りながら、長い人生を健やかに過ごしていけますように祈念し、本書の結びとしたいと思います。

小林 裕康（こばやし ひろやす）

1962年生まれ。自治医科大学で僻地医療（地域医療）について学び、地域への貢献の想いを強く抱く。1987年、三重県立総合塩浜病院初期研修医、1989年に紀南病院内科を経て1991年に紀和町立紀和診療所（現：熊野市立紀和診療所）所長になる。このとき70～80代で息切れを訴えてくる高齢者が多いと感じ、呼吸器について学ぶため、三重大学医学部附属病院を経て、ニューヨークへと留学。帰国後は鈴鹿中央総合病院において呼吸器センターの立ち上げに参画するとともに、三重県呼吸不全研究会の幹事を務め、2022年に、こばやし内科・呼吸器内科クリニックを開院。咳、息切れをきたす呼吸器疾患対策の啓蒙に精を出している。

本書についての
ご意見・ご感想はコチラ

咳・息切れが少しでも気になったら読む本

二〇二四年三月一四日 第一刷発行

著 者 小林裕康
発行人 久保田貴幸
発行元 株式会社 幻冬舎メディアコンサルティング
〒一五一-〇〇五一 東京都渋谷区千駄ヶ谷四-九-七
電話 〇三-五四一一-六四四〇（編集）
発売元 株式会社 幻冬舎
〒一五一-〇〇五一 東京都渋谷区千駄ヶ谷四-九-七
電話 〇三-五四一一-六二二二（営業）
印刷・製本 中央精版印刷株式会社
装 丁 川嶋章浩

検印廃止

Printed in Japan ISBN 978-4-344-94781-8 C0047
幻冬舎メディアコンサルティングHP https://www.gentosha-mc.com/